用人单位职业卫生培训系列教材

冶金企业主要负责人与职业卫生管理人员

王海椒 主 编

国家安全监管总局信息研究院 组织编写

U0323743

煤炭工业出版社

·北 京·

图书在版编目（CIP）数据

冶金企业主要负责人与职业卫生管理人员／王海椒
主编；国家安全监管总局信息研究院组织编写．－－北京：
煤炭工业出版社，2017
用人单位职业卫生培训系列教材
ISBN 978－7－5020－5737－4

Ⅰ．①冶…　Ⅱ．①王…　②国…　Ⅲ．①冶金工业—
工业企业—劳动卫生—卫生管理—职业培训—教材　Ⅳ．①R13

中国版本图书馆 CIP 数据核字（2017）第 048519 号

冶金企业主要负责人与职业卫生管理人员
（用人单位职业卫生培训系列教材）

主　　编　王海椒
组织编写　国家安全监管总局信息研究院
责任编辑　罗秀全　郭玉娟
责任校对　尤　爽
封面设计　于春颖
出版发行　煤炭工业出版社（北京市朝阳区芍药居 35 号　100029）
电　　话　010－84657898（总编室）
　　　　　010－64018321（发行部）　010－84657880（读者服务部）
电子信箱　cciph612@126.com
网　　址　www.cciph.com.cn
印　　刷　北京玥实印刷有限公司
经　　销　全国新华书店

开　　本　710mm×1000mm$^1/_{16}$　印张　8　字数　131 千字
版　　次　2017 年 5 月第 1 版　2017 年 5 月第 1 次印刷
社内编号　8600　　　　　定价　20.00 元

版权所有　违者必究

本书如有缺页、倒页、脱页等质量问题,本社负责调换,电话:010－84657880

出 版 说 明

为贯彻落实《中华人民共和国安全生产法》和《中华人民共和国职业病防治法》精神，帮助用人单位做好职业卫生培训工作，不断提升用人单位职业卫生管理水平，提高劳动者的职业病危害防治意识和能力，根据《国务院办公厅关于印发国家职业病防治规划（2016—2020 年）的通知》（国办发〔2016〕100 号）和《国家安全监管总局办公厅关于加强用人单位职业卫生培训工作的通知》（安监总厅安健〔2015〕121 号）的要求，国家安全监管总局信息研究院组织专家，按照"看得懂、记得住、用得上"的原则，主要针对煤矿、冶金、化工、建材四个职业病危害严重行业（领域），编写了用人单位职业卫生培训系列教材。每个行业的教材，根据读者对象不同，分为《×××企业主要负责人与职业卫生管理人员》和《×××企业从业人员》两本。

本书主要包括以下内容：职业卫生法律法规和标准；职业病防治基本知识；冶金企业主要职业病危害因素识别及控制；冶金企业职业病危害防控措施；冶金企业职业卫生管理要求和措施；劳动者职业卫生权利与义务等。

本书由王海椒主编，王雪涛、冯灵云、张华伟、赵佳佳、黄希等参与编写。本书的编写出版，得到了国家安全监管总局职业安全健康监督管理司、国家安全监管总局职业安全卫生研究中心、中国建材检验认证集团股份有限公司等的大力支持和帮助，编写人员积极承担编写任务，顶着很大的工作压力，牺牲了大量的休息时间，克服了重重困难，付出了心血和汗水，在此一并表示衷心感谢！

由于编写时间很紧，因此书中难免存在不足之处，望读者批评指正，提出意见，以便我们及时更正。

出版者

二〇一七年二月

目　　次

冶金企业主要负责人与职业卫生管理人员

绪论

冶金学是一门研究如何经济地从矿石或其他原料中提取金属或金属化合物，并用各种加工方法制成具有一定性能的金属材料的科学。

用于提取各种金属的矿石具有不同的性质，故提取金属要根据不同的原理，采用不同的生产工艺和设备，从而形成了冶金的专门学科——冶金学。

冶金学以研究金属的制取、加工和改进金属性能的各种技术为重要内容，现发展为对金属成分、组织结构、性能和有关基础理论的研究。就其研究领域而言，冶金学分为提取冶金和物理冶金两门学科。

提取冶金学是研究如何从矿石中提取金属或金属化合物的生产过程，由于该过程伴化学反应，又称为化学冶金。

物理冶金学是通过成形加工制备有一定性能的金属或合金材料，研究其组成、结构的内在联系以及在各种条件下的变化规律，为有效使用和发展具有特定性能的金属材料服务。它包括金属学、粉末冶金、金属铸造、金属压力加工等。

一、冶金分类及方法

现代工业习惯把金属分为黑色金属和有色金属两大类，铁、铬、锰三种金属属于黑色金属，其余金属属于有色金属。因此，冶金工业按照金属的两大类别通常分为黑色金属冶金工业和有色金属冶金工业。前者包括铁、钢及铁合金（如锰铁、铬铁）的生产，故又称钢铁冶金。后者包括各种有色金属的生产，统称为有色金属冶金。

从矿石或其他原料中提取金属的方法很多，可归纳为以下三种：

（1）火法冶金。它是指在高温下矿石经熔炼与精炼反应及熔化作业，使其中的金属和杂质分开，获得较纯金属的过程。整个过程可分为原料准备、冶炼和精炼三个工序。该过程所需能源主要靠燃料燃烧供给，也有依靠过程中的化学反应热来提供的。

（2）湿法冶金。它是指在常温或低于 100 ℃，用溶剂处理矿石或精矿，使所要提取的金属溶解于溶液中而其他杂质不溶解，然后再从溶液中将金属提取和分离出来的过程。由于绝大部分溶剂为水溶液，故也称为水法冶金。该方法包括浸出、分离、富集和提取等工序。

（3）电冶金。它是利用电能提取和精炼金属的方法，按电能形式可分为电热冶金和电化学冶金两类。

采用哪种方法提取金属，按怎样的顺序进行，很大程度上取决于所用的原料以及要求的产品。冶金方法中火法和湿法的应用较为普遍，钢铁冶金主要采用火法，而有色金属提取则火法和湿法兼有。

在考虑某种金属的冶炼工艺流程及确定冶金单元过程时，应注意分析原料条件（包括化学组成、颗粒大小、脉石和有害杂质等）、冶炼原理、冶炼设备、冶炼技术条件、产品质量和技术经济指标等。另外，还应考虑水电供应、交通运输等辅助条件。其总的要求（或原则）是过程越少越好，工艺流程越短越好。由于冶金原料成分的复杂性，使用的冶金设备也是多种多样的，如火法冶金中的烧结机、沸腾炉、闪速炉、转炉、回转窑、反射炉、鼓风炉、电炉等；湿法冶金中有各种形式的电解槽和各种反应器；此外，还有收尘设备、液固分离设备。这些设备的使用选择，同样决定着冶金过程的效果，甚至是冶金能否取得成功的关键。需要提及的是，冶炼金属的工艺流程，除了提取提纯金属以外，还要同时回收伴生有价金属，重视"三废"（废气、废渣、废液）治理和综合利用等方面的问题。因此，完整的工艺流程是很复杂的，所包含的冶金过程也是很多的。

二、冶金工业在国民经济中的地位和作用

冶金工业是整个原材料工业体系中的重要组成部分，它与能源工业和交通运输业一样，是构成国民经济的基础产业。材料是人类社会发展的物质基础和先导，没有金属材料便没有人类的物质文明。国民经济各个部门都离不开金属材料。目前，尽管陶瓷材料、高分子材料和复合材料发展很快，但金属材料在今后很长时间内仍将占主导地位。

钢铁是用途最广泛的金属材料。人类使用的金属中，铁和钢占 90% 以上。人们生活离不开钢铁，人们从事生产或其他活动所用的工具和设施也都要使用钢铁。钢铁产量往往是衡量一个国家工业化水平和生产能力的重要标志，钢铁

的质量和品种对国民经济其他工业部门产品的质量有着极大的影响。

我国 2015 年生铁的产量为 5.75×10^8 t，钢的产量为 11.23×10^8 t，是目前世界上钢铁产量最多的国家。今后，我国的钢铁工业将以提高质量、扩大品种、降低成本、节约原材料及能源为中心，进一步发展现代化钢铁冶炼技术。

世界有色金属的产量虽然只占钢产量的 7% 左右，但由于有色金属具有许多特殊的优良性能（例如具有导电、导热性好，密度小，化学性能稳定，耐热、耐酸碱和耐腐蚀，工艺性能好等特点），因此是电气、机械、化工、电子、通信、轻工、仪表、航天等工业部门不可缺少的材料，也是其他材料所不能替代的材料。

当今国际社会公认，能源技术、信息技术和材料技术是人类现代文明的三大支柱。占元素周期表中约 70% 的有色金属及其相关元素是当今高科技发展必不可少的新材料的重要组成部分。飞机、导弹、火箭、卫星、核潜艇等尖端武器以及原子能、电视、通信、雷达、电子计算机等尖端技术所需的构件或部件大都是由有色金属中的轻金属和稀有金属制成的。此外，没有镍、钴、钨、钼、钒、铌、稀土元素等有色金属也就没有合金钢的生产及发展。有色重金属和轻金属在某些用途（如电力工业等）上的使用量也是相当可观的。科技发展需要有色金属，经济发展也需要有色金属，有色金属科技的发展又离不开人类科技和经济的发展，两者相互促进，相得益彰。

我国发展有色金属工业具有潜在的资源优势。我国已查明的矿产资源总量约占世界的 12%，仅次于美国和俄罗斯，居世界第三位，是世界上矿产资源总量丰富、储量可观、品种较齐全、资源配套程度较高的少数国家之一，其中钨、锑、锡、钽、锂、铍、镁、稀土金属的储量居世界首位。

2002 年，中国铜、铝、铅、锌、镍、镁、钛、锡、锑、汞等 10 种常用有色金属产量一举超越美国，成为世界有色金属生产第一大国，此后 10 种有色金属产量连续 13 年居世界第一。2015 年我国 10 种有色金属总产量达 0.509×10^8 t，同比增长 5.8%。

据了解，我国经济发展进入新常态以来，有色矿业经济下行压力加大。"一带一路"、京津冀协同发展、长江经济带建设等国家战略的实施，将为有色金属工业拓展新的发展空间。同时，行业运行仍将面临较大不确定性，在稳增长、调结构、加快供给侧结构性改革，加快行业转型升级，降本增效的同时，要生产品种齐、纯度高、质量优的更多有色金属及其材料，以满足国民经济增长的需要，把我国从有色金属大国变成有色金属强国。

三、冶金企业职业卫生现状

冶金工业生产中主要的有害因素有高温、强热辐射、粉尘、一氧化碳和噪声等。

（1）高温和强热辐射。在冶金生产中，矿粉的加工烧结、炼焦、炼铁、炼钢、轧钢等环节都存在高温作业，因此较易发生中暑。灼热的物体辐射出的大量紫外线易引起职业性白内障。

（2）粉尘。在生产中，从井下开采、运输、破碎到选矿、混料、烧结等环节都有很高浓度的粉尘，长期接触会导致尘肺（多为矽肺）。

（3）一氧化碳。在煤气中一氧化碳含量为30%左右，故在接触煤气的岗位，如不注意防护就可能发生一氧化碳中毒。

（4）其他。空压机、风机、轧钢机等发出的强噪声易引起职业性噪声聋；由于接触火焰、钢水、钢渣、钢锭的机会较多，极容易发生烧灼伤；接触高温辐射的工人中，易发生火激红斑、色素沉着、毛囊炎及皮肤化脓等疾患；由于高温作用，肠道活动出现抑制反应，使消化不良和胃肠道疾患增多，高血压的发病率也比一般工人高。

尽管我国冶金行业产量、消费量、进出口贸易量均位于世界首位，但是我国冶金生产企业发展极不平衡。尽管有一批生产工艺先进的大型冶金生产企业，职业病管理制度较为健全，职业病防护设施也配备到位，但仍然有相当比例的工艺落后的粗放式小企业。这些企业与大型、正规冶金生产企业的职业卫生条件的差距主要表现在：

一是对职业卫生工作不重视，社会责任感不强。主要负责人对职业卫生工作缺乏基本的认识，未建立、健全职业病防治责任制，未设置或者指定职业卫生管理机构或者配备专（兼）职的职业卫生管理人员。而一旦发现员工有职业病先兆，即被解雇，得不到治疗，给社会造成不稳定因素。

二是职业卫生管理制度不健全、健康监护缺失。未建立、健全职业卫生管理制度和操作规程，未对工作场所职业病危害因素进行定期检测和日常监测，未组织从事接触职业病危害作业的人员进行职业健康检查，没有为作业人员提供个人职业病防护用品或所提供的防护用品不符合国家职业卫生标准要求等。

三是职业卫生培训不到位。未对作业人员进行上岗前的职业卫生培训和在岗期间的定期职业卫生培训，作业人员不了解本岗位职业病危害因素的种类、分布、防护措施、注意事项和应急处置措施等知识。

四是企业用工制度混乱。部分企业不与作业人员签订劳动合同，企业季节性、临时性组织生产，工作流动性、随意性大。

五是作业人员文化程度偏低。尤其是小型生产企业作业人员，多数文化素质不高，学习和掌握知识的能力较差，自我保护意识淡薄，并且流动性大，劳动关系不稳定，客观上增加了职业病防治工作的难度。

社会在进步，科学在发展，技术在创新，安全和健康是我们永恒的话题。冶金行业的安全健康关系到国家的财产安全、关系到冶金企业的经济效益和社会效益、关系到人民生活利益和从业人员的安康，是冶金企业最根本的效益所在，因此推进职业安全健康事业发展刻不容缓。

绪

论

第一章
职业卫生法律法规和标准

做任何事都要有法可依，有据可循，要想做好职业卫生工作，必须先了解我国法律法规中对职业卫生工作的要求。

第一节 职业卫生法律法规体系

我国职业卫生法律法规体系具有五个层次：

第一层次，宪法。宪法是国家的根本大法，具有最高的法律效力，一切法律、行政法规、地方法规、规章都不得同宪法相抵触。

第二层次，法律。法律是由全国人大及其常委会制定的。例如：《中华人民共和国职业病防治法》（简称《职业病防治法》）、《中华人民共和国安全生产法》（简称《安全生产法》）、《中华人民共和国劳动法》（简称《劳动法》）等。

第三层次，行政法规。行政法规是国务院根据宪法和法律制定的。例如《使用有毒物品作业场所劳动保护条例》、《放射性同位素与射线装置放射防护条例》、《中华人民共和国尘肺病防治条例》（简称《尘肺病防治条例》）、《危险化学品安全管理条例》等。

第四层次，地方性法规。地方性法规是由省、自治区、直辖市、省和自治区的人民政府所在市、经国务院批准的较大的市人大及其常委会，根据本行政区域的具体情况和实际需要制定和颁布的、在本行政区域内实施的规范性文件的总称。

第五层次，规章。规章是由国务院各部、委员会、中国人民银行、审计署和具有行政管理职能的直属机构，省、自治区、直辖市和较大的市人民政府制定的。部门规章由部门首长签署命令并予以公布，地方政府规章由省长、自治区主席或者市长签署命令并予以公布。

这些法律法规对企业的职业安全卫生提出了全面、具体的要求。

第二节 职业卫生法律法规要求

一、《中华人民共和国宪法》

《中华人民共和国宪法》第四十二条明确规定："国家通过各种途径，创造劳动就业条件，加强劳动保护，改善劳动条件，并在发展生产的基础上，提高劳动报酬和福利待遇。"加强劳动保护，改善劳动条件，这是对我国职业安全卫生工作的总体规定。

二、职业卫生相关法律

1.《职业病防治法》

《职业病防治法》是我国预防、控制和消除职业病危害，防治职业病，保护劳动者健康及其相关权益的一部专门法律，是职业卫生的一部大法。

《职业病防治法》对用人单位提出了三项总体要求：一是应当为劳动者创造符合国家职业卫生标准和卫生要求的工作环境与条件，并采取措施保障劳动者获得职业卫生保护；二是应当建立、健全职业病防治责任制，加强对职业病防治的管理，提高职业病防治水平，对本单位产生的职业病危害承担责任；三是必须依法参加工伤保险。

1）职业病前期预防要求

（1）工作场所职业卫生要求。

产生职业病危害的用人单位的设立除应当符合法律、行政法规规定的设立条件外，其工作场所还应当符合下列职业卫生要求：

① 职业病危害因素的强度或者浓度符合国家职业卫生标准。

② 有与职业病危害防护相适应的设施。

③ 生产布局合理，符合有害与无害作业分开的原则。

④ 有配套的更衣间、洗浴间、孕妇休息间等卫生设施。

⑤ 设备、工具、用具等设施符合保护劳动者生理、心理健康的要求。

⑥ 法律、行政法规和国务院卫生行政部门、安全生产监督管理部门关于保护劳动者健康的其他要求。

（2）职业病危害项目的申报制度。

用人单位设有依法公布的职业病目录所列职业病的危害项目的，应当及时、如实向所在地安全生产监督管理部门申报危害项目，接受监督。

（3）"三同时"制度。

建设项目的职业病防护设施所需费用应当纳入建设项目工程预算，并与主体工程同时设计、同时施工、同时投入生产和使用。

建设单位对可能产生职业病危害的建设项目，应当进行职业病危害预评价、职业病防护设施设计、职业病危害控制效果评价及相应的评审，组织职业病防护设施验收、建立健全建设项目职业卫生管理制度与档案。

（4）高危害作业的管理。

国家对从事放射性、高毒、高危粉尘等作业实行特殊管理。具体管理办法由国务院制定。

2）劳动过程中的防护与管理

（1）职业病危害管理要求。

用人单位应当采取下列职业病防治管理措施：

① 设置或者指定职业卫生管理机构或者组织，配备专职或者兼职的职业卫生专业人员，负责本单位的职业病防治工作。

② 制定职业病防治计划和实施方案。

③ 建立、健全职业卫生管理制度和操作规程。

④ 建立、健全职业卫生档案和劳动者健康监护档案。

⑤ 建立、健全工作场所职业病危害因素监测及评价制度。

⑥ 建立、健全职业病危害事故应急救援预案。

（2）职业病危害防护设施（用品）要求。

用人单位必须采用有效的职业病防护设施，并为劳动者提供个人使用的职业病防护用品。用人单位为劳动者个人提供的职业病防护用品必须符合防治职业病的要求；不符合要求的，不得使用。用人单位应当优先采用有利于防治职业病和保护劳动者健康的新技术、新工艺、新设备、新材料，逐步替代职业病危害严重的技术、工艺、设备、材料。

（3）公告与警示标识要求。

产生职业病危害的用人单位，应当在醒目位置设置公告栏，公布有关职业病防治的规章制度、操作规程、职业病危害事故应急救援措施和工作场所职业病危害因素检测结果。

冶金企业主要负责人与职业卫生管理人员

对产生严重职业病危害的作业岗位，应当在其醒目位置设置警示标识和中文警示说明。警示说明应当载明产生职业病危害的种类、后果、预防以及应急救治措施等内容。

（4）应急设施要求。

对可能发生急性职业损伤的有毒、有害工作场所，用人单位应当设置报警装置，配置现场急救用品、冲洗设备、应急撤离通道和必要的泄险区。对放射工作场所和放射性同位素的运输、贮存，用人单位必须配置防护设备和报警装置，保证接触放射线的工作人员佩戴个人剂量计。

对职业病防护设备、应急救援设施和个人使用的职业病防护用品，用人单位应当进行经常性的维护、检修，定期检测其性能和效果，确保其处于正常状态，不得擅自拆除或者停止使用。

（5）职业病危害因素监测、检测要求。

用人单位应当实施由专人负责的职业病危害因素日常监测，并确保监测系统处于正常运行状态。用人单位应当按照国务院安全生产监督管理部门的规定，定期对工作场所进行职业病危害因素检测、评价。检测、评价结果存入用人单位职业卫生档案，定期向所在地安全生产监督管理部门报告并向劳动者公布。

职业病危害因素检测、评价由依法设立的取得国务院安全生产监督管理部门或者设区的市级以上人民政府安全生产监督管理部门按照职责分工给予资质认可的职业卫生技术服务机构进行。职业卫生技术服务机构所作检测、评价应当客观、真实。

发现工作场所职业病危害因素不符合国家职业卫生标准和卫生要求时，用人单位应当立即采取相应治理措施，仍然达不到国家职业卫生标准和卫生要求的，必须停止存在职业病危害因素的作业；职业病危害因素经治理后，符合国家职业卫生标准和卫生要求的，方可重新作业。

（6）采购要求。

向用人单位提供可能产生职业病危害的设备的，应当提供中文说明书，并在设备的醒目位置设置警示标识和中文警示说明。警示说明应当载明设备性能、可能产生的职业病危害、安全操作和维护注意事项、职业病防护以及应急救治措施等内容。

向用人单位提供可能产生职业病危害的化学品、放射性同位素和含有放射性物质的材料的，应当提供中文说明书。说明书应当载明产品特性、主要成分、存在的有害因素、可能产生的危害后果、安全使用注意事项、职业病防护以及应急救治措施等内容。产品包装应当有醒目的警示标识和中文警示说明。贮存上述材料的场所应当在规定的部位设置危险物品标识或者放射性警示标识。

国内首次使用或者首次进口与职业病危害有关的化学材料，使用单位或者进口单位按照国家规定经国务院有关部门批准后，应当向国务院卫生行政部门、安全生产监督管理部门报送该化学材料的毒性鉴定以及经有关部门登记注册或者批准进口的文件等资料。

进口放射性同位素、射线装置和含有放射性物质的物品的，按照国家有关规定办理。

（7）禁止要求。

任何单位和个人不得生产、经营、进口和使用国家明令禁止使用的可能产生职业病危害的设备或者材料。

任何单位和个人不得将产生职业病危害的作业转移给不具备职业病防护条件的单位和个人。不具备职业病防护条件的单位和个人不得接受产生职业病危害的作业。

（8）知悉要求。

用人单位对采用的技术、工艺、设备、材料，应当知悉其产生的职业病危害，对有职业病危害的技术、工艺、设备、材料隐瞒其危害而采用的，对所造成的职业病危害后果承担责任。

（9）告知要求。

用人单位与劳动者订立劳动合同（含聘用合同，下同）时，应当将工作过程中可能产生的职业病危害及其后果、职业病防护措施和待遇等如实告知劳动者，并在劳动合同中写明，不得隐瞒或者欺骗。劳动者在已订立劳动合同期间因工作岗位或者工作内容变更，从事与所订立劳动合同中未告知的存在职业病危害的作业时，用人单位应当依照前款规定，向劳动者履行如实告知的义务，并协商变更原劳动合同相关条款。用人单位违反前两款规定的，劳动者有权拒绝从事存在职业病危害的作业，用人单位不得因此解除与劳动者所订立的劳动合同。

（10）其他要求。

① 培训要求。

用人单位的主要负责人和职业卫生管理人员应当接受职业卫生培训，遵守

冶金企业主要负责人与职业卫生管理人员

职业病防治法律、法规，依法组织本单位的职业病防治工作。

用人单位应当对劳动者进行上岗前的职业卫生培训和在岗期间的定期职业卫生培训，普及职业卫生知识，督促劳动者遵守职业病防治法律、法规、规章和操作规程，指导劳动者正确使用职业病防护设备和个人使用的职业病防护用品。

劳动者应当学习和掌握相关的职业卫生知识，增强职业病防范意识，遵守职业病防治法律、法规、规章和操作规程，正确使用、维护职业病防护设备和个人使用的职业病防护用品，发现职业病危害事故隐患应当及时报告。劳动者不履行前款规定义务的，用人单位应当对其进行教育。

② 体检要求。

对从事接触职业病危害的作业的劳动者，用人单位应当按照国务院安全生产监督管理部门、卫生行政部门的规定组织上岗前、在岗期间和离岗时的职业健康检查，并将检查结果书面告知劳动者。职业健康检查费用由用人单位承担。用人单位不得安排未经上岗前职业健康检查的劳动者从事接触职业病危害的作业；不得安排有职业禁忌的劳动者从事其所禁忌的作业；对在职业健康检查中发现有与所从事的职业相关的健康损害的劳动者，应当调离原工作岗位，并妥善安置；对未进行离岗前职业健康检查的劳动者不得解除或者终止与其订立的劳动合同。职业健康检查应当由省级以上人民政府卫生行政部门批准的医疗卫生机构承担。

③ 职业健康监护档案要求。

用人单位应当为劳动者建立职业健康监护档案，并按照规定的期限妥善保存。职业健康监护档案应当包括劳动者的职业史、职业病危害接触史、职业健康检查结果和职业病诊疗等有关个人健康资料。

劳动者离开用人单位时，有权索取本人职业健康监护档案复印件，用人单位应当如实、无偿提供，并在所提供的复印件上签章。

④ 职业病危害事故报告与应急要求。

发生或者可能发生急性职业病危害事故时，用人单位应当立即采取应急救援和控制措施，并及时报告所在地安全生产监督管理部门和有关部门。安全生产监督管理部门接到报告后，应当及时会同有关部门组织调查处理；必要时，可以采取临时控制措施。

对遭受或者可能遭受急性职业病危害的劳动者，用人单位应当及时组织救治、进行健康检查和医学观察，所需费用由用人单位承担。

⑤ 禁忌作业要求。

用人单位不得安排未成年工从事接触职业病危害的作业；不得安排孕期、哺乳期的女职工从事对本人和胎儿、婴儿有危害的作业。

2. 《劳动法》

《劳动法》是为了保护劳动者的合法权益，调整劳动关系，建立和维护适应社会主义市场经济的劳动制度，促进经济发展和社会进步而制定的法律。

1）劳动安全卫生要求

（1）规章制度要求。用人单位必须建立、健全劳动安全卫生制度，严格执行国家劳动安全卫生规程和标准，对劳动者进行劳动安全卫生教育，防止劳动过程中的事故，减少职业病危害。

（2）"三同时"要求。劳动安全卫生设施必须符合国家规定的标准。新建、改建、扩建工程的劳动安全卫生设施必须与主体工程同时设计、同时施工、同时投入生产和使用。

（3）劳动防护用品及体检要求。用人单位必须为劳动者提供符合国家规定的劳动安全卫生条件和必要的劳动防护用品，对从事有职业病危害作业的劳动者应当定期进行健康检查。

（4）特种作业人员培训要求。从事特种作业的劳动者必须经过专门培训并取得特种作业资格。

2）女职工和未成年工特殊保护

禁止安排女职工从事矿山井下、国家规定的第四级体力劳动强度的劳动和其他禁忌从事的劳动；不得安排女职工在经期从事高处、低温、冷水作业和国家规定的第三级体力劳动强度的劳动；不得安排女职工在怀孕期间从事国家国家规定的第三级体力劳动强度的劳动和孕期禁忌从事的劳动。对怀孕 7 个月以上的女职工，不得安排其延长工作时间和夜班劳动；不得安排女职工在哺乳未满 1 周岁的婴儿期间从事国家规定的第三级体力劳动强度的劳动和哺乳期禁忌从事的其他劳动，不得安排其延长工作时间和夜班劳动；不得安排未成年工从事矿山井下、有毒有害、国家规定的第四级体力劳动强度的劳动和其他禁忌从事的劳动。

用人单位应当对未成年工定期进行健康检查。

3. 《安全生产法》

《安全生产法》的立法目的是：加强安全生产监督管理，防止和减少生产安全事故,保障人民群众生命和财产安全,促进经济发展。《安全生产法》内容包括总则、生产经营单位的安全生产保障、从业人员的安全生产权利义务、安全生产的监督管理、生产安全事故的应急救援与调查处理、法律责任、附则等。

《安全生产法》的公布实施,是我国安全生产领域影响深远的一件大事,是安全生产法制建设的里程碑,它标志着我国的安全生产工作进入了一个新的阶段。

三、职业卫生相关行政法规

1.《使用有毒物品作业场所劳动保护条例》

该条例是 2002 年 4 月 30 日国务院第 57 次常务会议通过、以第 352 号国务院令予以公布,2002 年 5 月 12 日起施行。该条例是为了保证作业场所安全使用有毒物品,预防、控制和消除职业中毒危害,保护劳动者的生命安全、身体健康及其相关权益,根据《职业病防治法》和其他有关法律、行政法规规定的,其适用范围是作业场所使用有毒物品可能产生职业中毒危害的劳动保护。

该条例从作业场所的预防措施、劳动过程中的防护、职业健康监护 3 个方面对从事使用有毒物品作业的用人单位提出了安全使用有毒物品,预防、控制和消除职业中毒危害的要求。同时明确了劳动者享有的合理避险权、职业卫生保护权、正式上岗前获取相关资料权、查阅(复印)本人职业健康监护档案权、患职业病的劳动者按照国家有关工伤保险的规定享受工伤保险待遇等九项权利和劳动者应当履行的学习和掌握相关职业卫生知识,遵守有关劳动保护的法律、法规和操作规程,正确使用和维护职业中毒危害防护设施及其用品;发现职业中毒事故隐患时应当及时报告,作业场所出现使用有毒物品产生的危险时,劳动者应当采取必要措施,按照规定正确使用防护设施,将危险加以消除或者减少到最低限度等项义务。

2.《尘肺病防治条例》

该条例是 1987 年 12 月 3 日国务院以第 105 号令发布。该条例是为保护职工健康,消除粉尘危害,防止发生尘肺病,促进生产发展而制定的。其适用范围是所有有粉尘作业的企业、事业单位。条例从防尘、监测、健康管理等方面对有粉尘作业的企业、事业单位提出了保护职工健康、防治粉尘危害的要求。

3.《危险化学品安全管理条例》

该条例是国务院以第 344 号令公布并于 2002 年 3 月 15 日起施行。该条例旨在加强对危险化学品的安全管理,保障人民生命、财产安全,保护环境。其适用范围包括在中华人民共和国境内生产、经营、储存、运输、使用危险化学品和处置废弃危险化学品的单位。条例从危险化学品的生产储存和使用、危险化学品的经营、危险化学品的运输、危险化学品的登记与事故应急救援几个方面对生产、经营、储存、运输、使用危险化学品和处置废弃危险化学品的单位提出了要求。

四、职业卫生相关部门规章

职业卫生部门规章是指由国务院所属部委在法律规定的范围内，依据职权制定并颁布的有关职业卫生管理的规范性文件。自 1998 年至今，我国职业卫生有关部门规章大约有 13 部（表 1 - 1），其制定与管理部门主要包括国家安全生产监督管理总局、国家卫生与计划生育委员会以及人力资源和社会保障部，其建设方法主要是按照各部委自身职业卫生监管职责所涉及的事项进行制定。

表 1 - 1 我国主要职业卫生部门规章

序号	规章名称	颁布部门	法规文号	颁布时间	目 的
1	工作场所职业卫生监督管理规定	国家安全生产监督管理总局	国家安全生产监督管理总局令第 47 号	2012 - 04 - 27	加强职业卫生监督管理工作，强化用人单位职业病防治的主体责任，预防、控制职业病危害，保障劳动者健康和相关权益
2	职业病危害项目申报办法	国家安全生产监督管理总局	国家安全生产监督管理总局令第 48 号	2012 - 04 - 27	规范职业病危害项目申报工作，加强职业病危害项目的监督管理
3	用人单位职业健康监护监督管理办法	国家安全生产监督管理总局	国家安全生产监督管理总局令第 49 号	2012 - 04 - 27	规范用人单位的职业健康监护工作，加强职业健康监护的监督管理，保护劳动者健康及其相关权益
4	职业卫生技术服务机构监督管理暂行办法	国家安全生产监督管理总局	国家安全生产监督管理总局令第 50 号	2015 - 05 - 29	加强对职业卫生技术服务机构的监督管理，规范职业卫生技术服务行为
5	建设项目职业病防护设施"三同时"监督管理办法	国家安全生产监督管理总局	国家安全生产监督管理总局令第 90 号	2017 - 03 - 09	预防、控制和消除建设项目可能产生的职业病危害，加强和规范建设项目职业病防护设施建设的监督管理

表 1 - 1（续）

序号	规章名称	颁布部门	法规文号	颁布时间	目 的
6	煤矿作业场所职业病危害防治规定	国家安全生产监督管理总局	国家安全生产监督管理总局令第73号	2015 - 02 - 28	加强煤矿作业场所职业病危害的防治工作，强化煤矿企业职业病危害防治主体责任，预防、控制职业病危害，保护煤矿劳动者健康
7	全国卫生统计工作管理办法	卫生部	卫生部令第3号	1999 - 02 - 25	加强全国卫生统计工作的组织和指导，保障卫生统计现代化建设的顺利进行，适应我国卫生改革与发展的需要
8	放射事故管理规定	卫生部	卫生部令第16号	2001 - 08 - 26	加强放射事故的管理，及时有效处理放射事故，减轻事故造成的后果
9	国家职业卫生标准管理办法	卫生部	卫生部令第20号	2002 - 03 - 28	加强国家职业卫生标准的管理
10	放射工作人员职业健康管理办法	卫生部	卫生部令第55号	2007 - 06 - 03	保障放射工作人员的职业健康与安全
11	职业病诊断与鉴定管理办法	卫生部	卫生部令第91号	2013 - 02 - 19	规范职业病诊断鉴定工作，加强职业病诊断与鉴定管理
12	工伤职工劳动能力鉴定管理办法	人力资源和社会保障部、国家卫生和计划生育委员会	人社部、卫计委令第21号	2014 - 02 - 20	加强劳动能力鉴定管理，规范劳动能力鉴定程序
13	工伤认定办法	人力资源和社会保障部	人社部令第8号	2010 - 12 - 31	规范工伤认定程序，依法进行工伤认定，维护当事人的合法权益

五、职业卫生国家标准

1. 《工业企业设计卫生标准》（GBZ 1—2010）

该标准是为了贯彻执行《职业病防治法》要求，体现"预防为主"的卫生工作方针，保证工业企业建设项目的设计符合卫生要求，控制生产过程产生的各类职业病危害因素，改善劳动条件以保障职工的身体健康，促进生产发展而制定的。其适用包括中华人民共和国领域内所有新建、扩建、改建建设项目和技术改造、技术引进项目（以下统称建设项目）的职业卫生设计及评价。标准具体规定了工业企业的选址与整体布局、防尘与防毒、防暑与防寒、防噪声与振动、防非电离辐射及电离辐射、辅助用室等方面的卫生要求，以保证工业企业的设计符合卫生要求。

2. 《工作场所有害因素职业接触限值　第 1 部分：化学有害因素》（GBZ 2.1—2007）

该标准规定了 339 种化学有害因素接触限值，其中 286 种规定了时间加权平均容许浓度（PC – TWA），116 种规定了短时间接触容许浓度（PC – STEL），54 种规定了最高容许浓度（MAC）。该标准对 47 种粉尘制定了 PC – TWA，其中 14 种粉尘制定了呼吸性粉尘的 PC – TWA。标准还规定了工作场所白僵蚕孢子、枯草杆菌蛋白酶等生物因素容许浓度。

3. 《工作场所有害因素职业接触限值　第 2 部分：物理因素》（GBZ 2.2—2007）

该标准规定了工作场所物理因素职业接触限值，适用于存在或产生物理因素的各类工作场所，还适用于工作场所卫生状况、劳动条件、劳动者接触物理因素的程度、生产装置泄漏、防护措施效果的监测、评价、管理、工业企业卫生设计及职业卫生监督检查等，不适用于非职业性接触。

该标准规定了工作场所 9 种物理因素职业接触限值，分别为超高频辐射职业接触限值、高频电磁场职业接触限值、工频电场职业接触限值、激光辐射职业接触限值、微波辐射职业接触限值、紫外线辐射职业接触限值、高温作业职业接触限值、噪声职业接触限值、手传振动职业接触限值。同时规定了煤矿井下采掘工作场所气象条件、体力劳动强度分级、体力工作时心率和能量消耗的生理限值。

该标准是用于监督、监测工作场所及工作人员物理因素职业病危害状况、生产装置泄漏情况，评价工作场所职业卫生状况的重要依据。目的在于保护劳动者免受物理性职业有害因素危害，预防职业病。

第二章
职业病防治基本知识

第一节　职业卫生相关概念

人类自开始生产活动以来，就出现了因接触生产环境和劳动过程中有害因素而发生的疾病。追溯国内外历史，最早发现的职业病都与采石开矿和冶炼生产有关。随着工业的兴起和发展，生产环境中使人类产生疾病的有害因素的种类和数量也在不断增加。因此，职业性病伤的发生常与社会经济生产的发展密切相关，随生产方式和生产技术的发展而发展，与社会、经济、科技的进步密切相关。

一、职业卫生

职业卫生的概念是一个发展的概念，在不同时期不同国家随着人们对其含义的理解和职业卫生任务的重点不同而不同。

早先的职业卫生定义：研究劳动条件对劳动者健康的影响，提出改善劳动条件、保护劳动者健康、预防职业病措施的一门科学。

从该定义可以看出职业卫生最早只是保护劳动者本身的健康（生理健康），防止的疾病仅是职业病，手段也单一（改善劳动条件）。

后来随着经济条件的进步，职业卫生的工作目标扩大到"防治职业有关的疾患（包括职业病、职业有关疾病）"。职业卫生的定义又改为"研究劳动条件对劳动者健康的影响，提出改善劳动条件、保护劳动者健康、预防职业有关疾患的措施的一门科学"。

现代职业卫生的定义：以职工的健康在职业活动过程中免受有害因素侵害为目的的工作领域及在法律、技术、设备、组织制度和教育等方面所采取的相应措施。其目的在于保护和促进工人健康、保护环境、促进安全生产和保持社会发展。

现代职业卫生的含义：现代职业卫生的目标不仅仅是针对职业中毒、尘肺和放射病等这些已逐渐得到控制的职业病危害，而是更加关注工作条件对劳动者生理、心理的潜在影响，更加关注亚健康，更加关注环境物质对人类的遗传学效应和对可能诱发肿瘤的危险性，更加关注职业因素对其他急慢性疾病的影响以及与工作有关的疾病。

职业卫生的基本任务是识别、评价和控制工作场所不良的劳动条件，以保护和促进劳动者健康，促进经济发展。其目的在于：提高劳动者生理的、心理的与社会的良好状态；防止工作场所有害因素的产生；提供舒适、安全、健康的工作环境；及早发现与工作有关的疾病。"确保发展能够满足人们目前需要，同时并不降低满足未来几代人的需求的能力"（世界环境与发展委员会，1987）。

二、其他职业卫生名词

1. 职业危害

对从事职业活动的劳动者可能导致的工作有关疾病、职业病和伤害。

2. 职业性有害因素

又称职业病危害因素，在职业活动中产生和（或）存在的、可能对职业人群健康、安全和作业能力造成不良影响的因素或条件，包括化学、物理、生物等因素。

3. 职业禁忌证

劳动者从事特定职业或者接触特定职业性有害因素时，比一般职业人群更易于遭受职业危害和罹患职业病或者可能导致原有自身疾病病情加重，或者在从事作业过程中诱发可能导致对劳动者生命健康构成危险的疾病的个人特殊生理或者病理状态。

4. 工作有关疾病

是与多因素相关的疾病，在职业活动中，由于职业性有害因素等多种因素的作用，导致劳动者罹患某种疾病、潜在疾病显露或原有疾病加重。

5. 工作地点

劳动者从事职业活动或进行生产管理而经常或定时停留的岗位和作业地点。

6. 总粉尘

可进入整个呼吸道（鼻、咽、喉、胸腔支气管、细支气管和肺泡）的粉尘，简称总尘。技术上系用总粉尘采样器按标准方法在呼吸带测得的所有粉尘。

7. 呼吸性粉尘

按呼吸性粉尘标准测定方法所采集的可进入肺泡的粉尘粒子，其空气动力学直径均在 7.07 μm 以下，空气动力学直径 5 μm 粉尘粒子的采样效率为 50%，简称"呼尘"。

第二节 职业病概念及分类

一、广义职业病

广义职业病，就是不仅限于是劳动者在职业活动中，因接触粉尘、放射性物质和其他有毒、有害物质等因素而引起的疾病，还包括将一些与工作有关，受职业有害因素损害的职业多发病纳入调整范围；还有学者认为，不仅要考虑物质因素引起的职业病，而且还应当考虑一些非物质因素引起的职业性疾病。

二、法定职业病

2016 年 7 月 2 日修改的《职业病防治法》中，职业病是指企业、事业单位和个体经济组织等用人单位的劳动者在职业活动中，因接触粉尘、放射性物质和其他有毒、有害因素而引起的疾病。

2013 年 12 月 23 日，国家卫生计生委、人力资源社会保障部、国家安全监管总局、全国总工会 4 部门联合印发了《职业病分类和目录》，将职业病分为职业性尘肺病及其他呼吸系统疾病、职业性皮肤病、职业性眼病、职业性耳鼻喉口腔疾病、职业性化学中毒、物理因素所致职业病、职业性放射性疾病、职业性传染病、职业性肿瘤、其他职业病，共计 10 类 132 种，即国家所规定的"法定职业病"。

三、职业病分类和目录

法定职业病共计 10 类 132 种，详细分类如下：

（1）职业性尘肺病及其他呼吸系统疾病：

① 尘肺病：13 种（矽肺、煤工尘肺、石墨尘肺、炭黑尘肺、石棉肺、滑石尘肺、水泥尘肺、云母尘肺、陶工尘肺、铝尘肺、电焊工尘肺、铸工尘肺、根据《尘肺病诊断标准》和《尘肺病理诊断标准》可以诊断的其他尘肺病）。

② 其他呼吸系统疾病：6 种［过敏性肺炎、棉尘病、哮喘、金属及其化合物粉尘肺沉着病（锡、铁、锑、钡及其化合物等）、刺激性化学物所致慢性阻塞性肺疾病、硬金属肺病］。

（2）职业性皮肤病：9 种（接触性皮炎、光接触性皮炎、电光性皮炎、黑变病、痤疮、溃疡、化学性皮肤灼伤、白斑、根据《职业性皮肤病的诊断总则》可以诊断的其他职业性皮肤病）。

（3）职业性眼病：3 种［化学性眼部灼伤、电光性眼炎、白内障（含放射性白内障、三硝基甲苯白内障）］。

（4）职业性耳鼻喉口腔疾病：4 种（噪声聋、铬鼻病、牙酸蚀病、爆震聋）。

（5）职业性化学中毒：60 种［铅及其化合物中毒（不包括四乙基铅），汞及其化合物中毒，锰及其化合物中毒，镉及其化合物中毒，铍病，铊及其化合物中毒，钡及其化合物中毒，钒及其化合物中毒，磷及其化合物中毒，砷及其化合物中毒，铀及其化合物中毒，砷化氢中毒，氯气中毒，二氧化硫中毒，光气中毒，氨中毒，偏二甲基肼中毒，氮氧化合物中毒，一氧化碳中毒，二硫化碳中毒，硫化氢中毒，磷化氢、磷化锌、磷化铝中毒，氟及其无机化合物中毒，氰及腈类化合物中毒，四乙基铅中毒，有机锡中毒，羰基镍中毒，苯中毒，甲苯中毒，二甲苯中毒，正己烷中毒，汽油中毒，一甲胺中毒，有机氟聚合物单体及其热裂解物中毒，二氯乙烷中毒，四氯化碳中毒，氯乙烯中毒，三氯乙烯中毒，氯丙烯中毒，氯丁二烯中毒，苯的氨基及硝基化合物（不包括三硝基甲苯）中毒，三硝基甲苯中毒，甲醇中毒，酚中毒，五氯酚（钠）中毒，甲醛中毒，硫酸二甲酯中毒，丙烯酰胺中毒，二甲基甲酰胺中毒，有机磷中毒，氨基甲酸酯类中毒，杀虫脒中毒，溴甲烷中毒，拟除虫菊酯类中毒，铟及其化合物中毒，溴丙烷中毒，碘甲烷中毒，氯乙酸中毒，环氧乙烷中毒，上述条目未提及的与职业有害因素接触之间存在直接因果联系的其他化学中毒］。

（6）物理因素所致职业病：7 种［中暑、减压病、高原病、航空病、手臂振动病、激光所致眼（角膜、晶状体、视网膜）损伤、冻伤]。

（7）职业性放射性疾病：11 种 [外照射急性放射病、外照射亚急性放射病、外照射慢性放射病、内照射放射病、放射性皮肤疾病、放射性肿瘤（含矿工高氡暴露所致肺癌）、放射性骨损伤、放射性甲状腺疾病、放射性性腺疾病、放射复合伤、根据《职业性放射性疾病诊断标准（总则）》可以诊断的其他放射性损伤]。

（8）职业性传染病：5 种 [炭疽、森林脑炎、布鲁氏菌病、艾滋病（限于医疗卫生人员及人民警察）、莱姆病]。

（9）职业性肿瘤：11 种 [石棉所致肺癌、间皮瘤，联苯胺所致膀胱癌，苯所致白血病，氯甲醚、双氯甲醚所致肺癌，砷及其化合物所致肺癌、皮肤癌，氯乙烯所致肝血管肉瘤，焦炉逸散物所致肺癌，六价铬化合物所致肺癌，毛沸石所致肺癌、胸膜间皮瘤，煤焦油、煤焦油沥青、石油沥青所致皮肤癌，β-萘胺所致膀胱癌]。

（10）其他职业病：3 种 [金属烟热，滑囊炎（限于井下工人），股静脉血栓综合征、股动脉闭塞症或淋巴管闭塞症（限于刮研作业人员）]。

第三节 职业病危害因素及分类

职业卫生工作包含的内容很多，主要有：

（1）工作环境监测，以判定和评价工作环境及工作过程中影响工人健康的危害因素的种类、性质和浓（强）度。

（2）作业者健康监护，包括就业前健康检查、定期检查、更换工作前检查、脱离工作时检查、病伤休假后复工前检查和意外事故接触者检查等。

（3）高危和易感人群的随访观察。

（4）收集、发布、上报、传播有关职业病危害的判别和评价资料，包括工作环境监测、作业者健康监护和意外事故的数据。

（5）工作场所急救设备的配置和应急救援组织的建立。

（6）安全卫生措施，包括工程技术控制和安全卫生操作规程。

（7）估测和评价因职业病和工伤造成的人力与经济损失，为调配劳动力资源提供依据；编制职业卫生与安全所需经费预算，并向有关管理部门提供。

（8）健康教育和健康促进。

（9）与作业者健康有关的其他初级卫生保健服务，如预防接种、公共卫生教育等。

（10）职业卫生标准的制订和修订，职业健康质量保证体系、职业卫生管理体系及检验和服务机构的资质认证和管理。

职业卫生研究的内容很多，但与企业密切相关的、也是最主要的就是前期预防，即作业场所的职业病危害控制，包括职业病危害因素识别、职业病危害检测与评价和职业病危害控制。

一、职业病危害因素分类

工作环境中的健康危害通常经调查进行识别，即判断作业场所是否存在职业病危害因素，这是职业卫生的首要和基本步骤。职业病危害因素包括：职业活动中存在的各种有害的化学、物理、生物因素，以及在作业过程中产生的其他职业性有害因素。

在生产环境中存在的各种可能危害职业人群健康和影响劳动能力的不良因素统称为职业性有害因素。按其来源可分为三大类。

1. 生产过程中产生的有害因素

1）化学因素

化学因素指在生产中接触到的原料、中间产品、成品，以及生产过程中废气、废水、废渣散发的化学毒物。化学性毒物以粉尘、烟尘、雾、蒸气或气体的形态散布于车间空气中，主要经呼吸道进入体内，还可以经皮肤、消化道进入体内。

常见的化学性有害因素包括生产性毒物和生产性粉尘。生产性毒物主要包括：金属及类金属，如铅、汞、砷、锰等；有机溶剂，如苯及苯系物、二氯乙烷、正己烷、二硫化碳等；刺激性气体，如氯、氨、氮氧化物、光气、氟化氢、二氧化硫等；窒息性气体，如一氧化碳、硫化氢、氰化氢、甲烷等；苯的氨基和硝基化合物，如苯胺、硝基苯、三硝基甲苯、联苯胺等；高分子化合物，如氯乙烯、氯丁二烯、丙烯腈、二异氰酸甲苯酯及含氟塑料等；农药，如有机磷农药、有机氯农药、拟除虫菊酯类农药等。生产性粉尘主要有矽尘、煤尘、石棉尘、水泥尘及各种有机粉尘等。

2）物理因素

物理因素是生产环境中的构成要素。不良的物理因素，如异常气象条件

冶金企业主要负责人与职业卫生管理人员

（如高温、高湿、低温、高气压、低气压）、噪声、振动、非电离辐射（如可见光、紫外线、红外线、射频辐射、激光等）、电离辐射（如 X 射线、γ 射线等）等可对人体产生危害。另外，减压过程所造成的机械压迫和血管内空气栓塞会引起组织病理变化导致减压病。

3）生物因素

生产原料和作业环境中存在的致病微生物或寄生虫，如炭疽杆菌、真菌孢子（吸入霉变草粉尘所致的外源性过敏性肺泡炎）、森林脑炎病毒，以及生物病原物对医务卫生人员的职业性传染等。

2. 劳动过程中的有害因素

劳动过程是指生产中劳动者为完成某项生产任务的各种操作的总和，主要涉及劳动强度、劳动组织及其方式等。这一过程产生的影响健康的有害因素包括：

（1）不合理的劳动组织和制度、不合理的劳动作息制度等。

（2）精神（心理）性职业紧张，如机动车驾驶。

（3）劳动强度过大或生产定额不当，如安排的作业与生理状况不相适应等。

（4）个别器官或系统过度紧张，如视力紧张、发音器官过度紧张等。

（5）长时间处于不良体位、姿势或使用不合理的工具等。

（6）不良的生活方式，如吸烟或过量饮酒；缺乏体育锻炼；个人缺乏健康和预防的观念，违反安全操作规范和忽视自我保健。

3. 生产环境中的有害因素

生产环境是指劳动者操作、观察、管理生产活动所处的外环境，涉及作业场所建筑布局、卫生防护、安全条件和设施有关的因素。常见的生产环境中的有害因素包括：

（1）自然环境中的因素，如炎热季节的太阳辐射、高原环境的低气压、深井的高温高湿等。

（2）厂房建筑或布局不合理、不符合职业卫生标准，如通风不良、采光照明不足、有毒与无毒工段安排在一个车间等。

（3）由不合理生产过程或不当管理所致的环境污染。

在实际生产场所和过程中，往往同时存在多种有害因素，对职业人群的健康产生联合作用，加剧了对劳动者的健康损害程度。

二、职业病危害因素的识别方法

在职业卫生工作中，通过工程分析、类比调查、工作场所监测、职业流行病学调查以及实验室研究等方法，把建设项目或工作场所中职业病危害因素甄别出来的过程叫作职业病危害因素识别。其目的在于辨识职业病危害因素的种类、来源、存在形式、存在浓度（强度）、危害程度等，为职业病危害监测与评价、劳动者健康监护以及研究应采取的职业卫生防护控制措施等提供重要依据。

同时，职业病危害因素的识别能力也是考核职业卫生工作者综合技术素质的重要指标，是职业卫生工作者必须具备的基本功。

职业病危害因素的基本识别方法有：

（1）作业场所特征分析：根据劳动者人数、设备布局、生产工艺、防护设施、原材料成分等。

（2）接触方式分析：呼吸道、皮肤、消化道。

（3）危害定性：流行病学、毒理、环境检测等。

（4）健康危害分析：健康监护。

职业病危害因素识别的常用方法有：

（1）经验法，根据以往的工作经验和原有的资料积累。

（2）类比法，参考同类工艺、同类企业等条件相同的企业。

（3）工艺过程等综合分析，鉴别有害物质和有害物质的来源需要广博的知识，需要对工作过程、操作工序、原材料、使用或生产的化学物质、最终成品或副产物等进行认真研究。

（4）参考国际信息，来源包括国际化学物质安全规划署（IPCS）、国际癌症研究机构（LARC）、联合国际环境署的国际潜在有毒化学物质登记手册（UNEP – IRPTC）。

三、职业病危害因素检测的概念及分类

1. 职业病危害因素检测的概念

职业病危害因素检测是职业病防治工作中的一项重要内容。主要是利用采样设备和检测仪器，依照《职业病防治法》和国家职业卫生标准的要求，对生产过程中产生的职业病危害因素进行识别、检测与鉴定，掌握工作场所中职

业病危害因素的性质、浓度或强度及时空分布情况，评价工作场所作业环境和劳动条件是否符合职业卫生标准的要求，为制定卫生防护对策和措施、改善不良劳动条件、预防及控制职业病、保障劳动者健康提供基础数据和科学依据。

2. 职业病危害因素检测分类

1）按检测目的分类

（1）评价检测：适用于建设项目职业病危害因素预评价、建设项目职业病危害因素控制效果评价和职业病危害因素现状评价等。连续采样3个工作日，其中应包括空气中有害物质浓度最高的工作日。

（2）日常检测：适用于对工作场所空气中有害物质浓度进行日常的定期检测。应选定有代表性的采样点，在空气中有害物质浓度最高的工作日采样1个工作班。

（3）监督检测：适用于职业卫生监管部门对用人单位进行监督时，对工作场所空气中有害物质浓度进行的检测。

（4）事故性检测：适用于对工作场所发生职业病危害事故时，进行的紧急采样检测。检测至空气中有害物质浓度低于短时间接触容许浓度或最高容许浓度为止。

2）按检测方法和仪器类型分类

（1）现场检测：指利用便携直读式仪器设备在工作场所进行实时检测、快速给出检测结果，适用于对工作场所的职业卫生状况作出迅速判断。例如，事故检测、高毒物质工作场所的日常监测等。常用方法有检气管（气体检测管）法、便携式气体分析仪测定法、物理因素的现场测量等。

① 检气管法：将浸渍过化学试剂的固体吸附剂制成指示剂，装在玻璃管内，当空气通过时，有害物质与化学试剂反应而引起固体吸附剂变色，根据颜色深浅或变色柱的长度，与事先制备好的标准色板或浓度标尺比较后，即时作出定性或定量的检测。利用检气管可对100多种有机物和无机物进行检测，如苯、甲苯、丙酮、氯乙烯、CO、CO_2、SO_2、H_2S、HCl、O_3、NO_2、NH_3、HCN、Cl_2等。

② 便携式气体分析仪测定法：指采用以红外线、半导体、电化学、色谱分析、激光等检测原理制成的便携式直读仪器在工作现场进行的快速检测。

③ 物理因素的现场测量：物理因素的测量均采用便携式仪器设备现场即时直读的方式进行。工作场所物理因素的现场测量项目主要包括噪声、高温、

照度、振动、射频辐射、紫外线、激光等。

（2）实验室检测：指在现场采样后，将样品送回实验室，利用实验室分析仪器进行测定分析的方法，是目前工作场所空气中化学物质检测最常用的检测方法。实验室检测的常用方法有：

① 称量法，主要用于粉尘的测定。

② 光谱法，广泛用于金属及其化合物、非金属无机化合物以及部分有机物的测定，如紫外可见分光光度法、原子吸收光谱法等。

③ 色谱法，主要用于有机化合物和非金属无机离子的测定，如气相色谱法、液相色谱法、离子色谱法等。

用于实验室检测的分析仪器主要有：分析天平、相差显微镜、紫外可见分光光度计、原子吸收光谱仪（火焰和石墨炉）、原子荧光光谱仪、等离子发射光谱仪、红外光谱仪、气相色谱仪、气相色谱质谱联用仪、离子色谱仪、液相色谱仪等。

3）按检测方法和样品类型分类

按检测方法和样品类型不同分为工作场所物理因素测量、有害物质的空气检测以及生物检测等。

物理因素测量即工作场所中存在的噪声、高温、振动、工频、高频等的检测；有害物质的空气检测主要指作业场所空气中采集的粉尘及化学毒物的检测；生物检测是指对人体的血、尿、毛发等生物样品的检测。

目前我国工作场所的职业卫生检测主要以有害物质的空气检测和物理因素测量为主。

四、职业病危害的评价

1. 职业病危害评价方法

根据职业病危害因素现场检测结果，结合职业病防护设施、个体防护、职业健康监护结果等，与国家标准比较，进行综合评价，评价作业场所是否符合国家相关法律法规的要求。职业病危害因素评价包括接触评价和危害评价两方面内容。

（1）接触评价：包括接触量和频率以及时间的长短。运用的手段有监测、定期检测、抽检、实时检测、参照相关职业卫生标准。

（2）危害评价：主要通过健康监护的方法及时发现职业损害。

2. 职业病危害评价卫生标准

职业卫生学专家对作业场所进行初查，仔细检查实际操作和实际工作情况，根据监测结果，与职业卫生标准比较，确定潜在的职业病危害重点，划分危害等级，判断接触途径，估算接触时间和频率，对劳动者接触职业病危害程度及作业环境进行评价。

职业卫生标准中的几个概念含义如下：

（1）职业接触限值（Occupational Exposure Limit，OEL）：职业性有害因素的接触限量标准，指劳动者在职业活动中长期反复接触对机体不引起急性或慢性健康影响的容许浓度。化学因素的职业接触限值可分为最高容许浓度、时间加权平均容许浓度和短时间接触容许浓度三类。

（2）最高容许浓度（Maximum Allowable Concentration，MAC）：主要是针对具有明显刺激、窒息或中枢神经系统抑制作用，可导致严重急性损害的化学物质而制定的不应超过的最高容许接触限值，即任何情况都不容许超过的限值。最高容许浓度的检测应在了解生产工艺过程的基础上，根据不同工种和操作地点采集能够代表最高瞬间浓度的空气样品再进行检测。其采样方法为短时间大流量的采样测定技术。

众所周知，工作场所尘毒物质的浓度在不同地点和时间波动很大，可相差几倍、几十倍甚至更多。因此，这种短时间、大流量一次采样的代表性是靠不住的，不足以评价工人实际的接触情况。

（3）时间加权平均容许浓度（Permissible Concentration – Time Weighted Average，PC – TWA），指以时间为权数规定的 8 h 工作日的平均容许接触水平。

在技术上多采用长时间、低流量的个体采样器在工作班内连续采样，它反映了工人的实际接触水平。

PC – TWA 既然是工作班内的时间加权平均浓度，应该允许环境中有害物质浓度上下波动，只要总值不超过 TWA。因此，还规定了所谓短时间接触限值（Short – Time Exposure Limit，STEL）。

（4）短时间接触容许浓度（Permissible Concentration – Short Term Exposure Limit，PC – STEL）：指一个工作日内，任何一次接触不得超过的 15 min 时间加权平均的容许接触水平。即有害物质在不超出 PC – TWA 的前提下，允许其短时间环境浓度向上移动的限值（PC – STEL）。显然，PC – STEL 不是独立的限值单位，而是 PC - TWA 的补充。

（5）超限倍数：对未制定 PC - STEL 的化学物质和粉尘，采用超限倍数控制其短时间接触水平的过高波动。超限倍数是用来控制粉尘和未设定 PC - STEL 的化学物质过高地超过 PC - TWA 的波动幅度。在符合 PC - TWA 的前提下，化学物质的超限倍数视 PC - TWA 限值的大小可以是 PC - TWA 的 1.5 ~ 3 倍；粉尘的超限倍数是 PC - TWA 的 2 倍。当短时间接触浓度超过 PC - TWA，达到 PC - STEL 水平时，一次持续接触时间不应超过 15 min，每个工作日接触次数不应超过 4 次，相继接触的间隔时间不应短于 60 min。时间加权平均容许浓度与超限倍数的关系见表 2 - 1。

表 2 - 1　时间加权平均容许浓度与超限倍数的关系

PC - TWA/(mg·m^{-3})	超 限 倍 数	PC - TWA/(mg·m^{-3})	超 限 倍 数
< 1	3	~ 100	2.0
~ 10	2.5	> 100	1.5

五、职业病危害的预防与控制

无论是对危害的识别，还是对它的评价，两者本身都不能防止职业病危害的发生及其对健康的影响。因此，职业卫生的最终目标是控制工作环境中的健康危害，促进预防措施的实施，让人群拥有健康、安全和满意的职业场所。职业病危害的控制措施包括如下三点。

1. 工程措施

工程措施通常是指改进机械控制装置，以及消除或减少有害物质的使用、生产或释放等技术措施。当无法消除污染源时，应采取下列措施来防止或减少有害物质扩散到作业环境中去：封装有害物质，尽快将有害物质远离工作场所，切断有害物质的扩散途径；降低有害物质的浓度或强度。

其他工程措施有：合理设计厂房；稀释或通风换气；有效管理材料并合理储存；标签和警示标识也有助于工人工作在安全环境中。

2. 管理控制

管理控制涉及工人在完成本职工作过程中的一些变化。例如，改变在接触有害因素的场所工作的时间、改变工作方式，以及改善工作姿势以减少接触。

管理控制可提高干预措施的效果，同时也存在以下不足：

（1）虽然工人轮岗制可减少工作日内总的平均接触量，但它会对大批工人造成高浓度短时间的接触。正如我们已知的许多物质毒性和作用方式，短期高峰接触比长时间平均接触危害更大。

（2）工作方式的改变会给工人带来很大的强迫性，同时给监测工作带来了新问题，例如如何实施和检验新工作方式、效果如何等。

3. 个体防护

（1）个体防护用品。在考虑使用个体防护用品之前，首先应当仔细考虑其他可能的控制措施，因为在常规的接触控制中个体防护是最令人不舒适的一种方式，尤其是对大气污染物的控制。

（2）教育、培训、个人卫生。无论最终选择什么干预措施，都必须采用培训和告知等形式，以保证工人了解预防措施及其选择目的、预期污染降低的效果及工人在其中的作用。没有工人的参与和理解，预防措施会失败或至少会使效果降低。

第四节　职 业 病 特 点

当职业病危害因素作用于人体的强度与时间超过一定的限度时，人体不能代偿其所造成的功能性或器质性病理的改变，从而出现相应的临床症状，影响劳动能力。这类疾病在医学上统称为职业病，即职业病危害因素所引起的特定疾病（与国家法定职业病有所区别）。

一、职业病发病条件

人体直接或间接接触职业性有害因素时，不一定都发生职业病，职业病的发病取决于如下3个主要条件：

（1）有害因素的性质。有害因素在作业环境中的特性决定了职业人群是否发生职业健康损害以及损害的严重程度。主要涉及职业性有害因素的基本结构和理化性质。

（2）有害因素的浓度和强度。除了生物因素进入人体的量还无法估计外，物理和化学因素对人的损害都与量或强度有关，故在确诊大多数职业病时必须要有量（作用浓度或强度）的估计。

（3）个体的健康状况。尽管职业性有害因素导致机体损害的剂量（或强度）- 效应关系是一个普遍规律，但是从业人员的个体差异导致在同一作业环境中机体损害程度不同差异较大。在同一作业环境中，空气中化学物浓度水平相似的情况下，一部分人容易发生中毒，另一部分人可能不发生中毒。

二、职业病发病的 5 个特点

从诱发职业病的主要条件来看，职业病具有下列 5 个特点：

（1）病因有特异性。只有在接触职业性有害因素后才可能患职业病。在诊断职业病时必须有职业史、职业性有害因素接触的调查，并且现场调查的证据均可明确具体接触的职业性有害因素。在控制这些因素接触后可以降低职业病的发生和发展。

（2）病因大多可以检测。通过对职业性有害因素的接触评估，由于职业因素明确，可通过检测评价工人的接触水平，而发生的健康损害一般与接触水平有关，并且在一定范围内判定存在剂量 - 反应关系。

（3）不同接触人群的发病特征不同。在不同职业性有害因素的接触人群中，常有不同的发病集丛；由于接触情况和个体差异不同，造成不同接触人群的发病特征不同。

（4）早期诊断，合理处理，预后较好。但仅治疗病人，无助于保护仍在接触人群的健康。

（5）大多数职业病目前尚缺乏特效治疗，应加强保护人群健康的预防措施。如矽肺患者的肺组织纤维化现在仍是不可逆转的。因此，只有采取有效的防尘措施、依法实施卫生监督管理、加强个人防护和健康教育，才能减少、消除矽肺的发生和发展。

三、法定职业病

由于社会保障的需要，每个国家根据各自的具体情况，由国家和政府部门以法律法规形式规定了职业病范围，称为法定职业病，经确诊后，则享有政府规定的劳保待遇，即狭义的职业病。

法定职业病的条件：第一，在职业活动中接触职业病危害因素而引起；第二，列入国家规定的职业病范围；第三，用人单位和劳动者要形成劳动关系，个体劳动不纳入职业病管理的范围。

因此，有些人提出的从事视屏作业引起的视力下降，或者职业压力过大造成的心理紧张则不属于法定职业病的范畴。有的人虽然患有职业病目录中的疾病，如白血病、肺癌等，但不是在职业活动中引起的，也不属于法定职业病范畴。

四、职业病诊断与报告

（一）职业病的诊断

1. 职业病诊断机构

根据《职业病防治法》第四十四条、《职业病诊断与鉴定管理办法》第十九条的规定，劳动者可以选择用人单位所在地或本人居住地的职业病诊断机构进行诊断。此处的"居住地"是指劳动者的经常居住地。此处的"诊断机构"是指省级卫生行政部门批准的、具有职业病诊断条件并拥有一定数量的从事职业病诊断资格医师的医疗卫生机构。

根据《卫生部关于对异地职业病诊断有关问题的批复》，在尘肺病诊断中涉及晋级诊断的，原则上应当在原诊断机构进行诊断。对职业病诊断结论不服的，应当按照《职业病诊断与鉴定管理办法》申请鉴定，而不宜寻求其他机构再次诊断。

需要指出的是，如果劳动者没有依照有关规定确定诊断机构，所做的职业病诊断无效，卫生行政部门将依照《职业病防治法》的有关规定进行处理。

2. 职业病诊断人员

法律规定：《职业病防治法》第四十六条第三款，"承担职业病诊断的医疗卫生机构在进行职业病诊断时，应当组织三名以上取得职业病诊断资格的执业医师集体诊断。"

部门规章：《职业病诊断与鉴定管理办法》第十六条，"从事职业病诊断的医师应当具备一定的条件，并取得省级卫生行政部门颁发的资格证书。"

3. 职业病诊断的原则

职业病诊断有明确的实施办法和具体的诊断细则。需要由上级单位认定的诊断小组执行，集体诊断能减少误诊与漏诊。

职业病的诊断原则如下：

（1）职业史：这是职业病诊断的重要前提。应详细询问患者的职业史，包括现职工种、工龄、接触职业性有害因素的种类、生产工艺、操作方法、防护措施；既往工作经历，包括部队服役史、再就业史、兼职史等，以初步判断患者接触职业性有害因素的可能性和严重程度。

（2）现场调查：这是诊断职业病的重要依据。应深入作业现场，进一步了解患者所在岗位的生产工艺过程、劳动过程、职业性有害因素的强度、预防措施；同一或相似接触条件下的其他作业人员有无类似发病情况等，进一步判断患者在该条件下引起职业病的可能性。

（3）症状与体征：职业病的临床表现复杂多样，同一职业性有害因素在不同致病条件下可导致性质与程度截然不同的临床表现；不同职业性有害因素又可引起同一症状或体征；非职业因素也可导致与职业因素损害完全相同或相似的临床症状和体征。因此，在临床资料收集与分析时既要注意不同职业病的共同点，又要考虑各种特殊的和非典型的临床表现；不仅要排除其他职业性有害因素所致的类似疾病，还要考虑职业病与非职业病的鉴别诊断。

（4）实验室检查：对职业病的诊断具有重要意义，主要包括接触指标和效应指标，如铅作业工人的尿铅、血铅、尿酚、尿甲基马尿酸可作为铅的暴露标志物。

上述各项诊断原则，要全面、综合分析，才能做出切合实际的诊断。对有些暂时不能明确诊断的患者，应先作对症处理、动态观察、逐步深化认识，再作出正确的诊断，否则可能引起误诊、误治，如将铅中毒所致急性腹绞痛误诊为急性阑尾炎而行阑尾切除术等。导致误诊、误治的原因很多，主要是供诊断分析用的资料不全，尤其是忽视职业史及现场调查资料的收集。

4. 职业病诊断程序

（1）劳动者可以选择用人单位所在地或本人居住地的职业病诊断机构进行诊断。

（2）申请职业病诊断时应当提供以下材料：职业史、既往史；职业健康监护档案复印件；职业健康检查结果；工作场所历年职业病危害因素检测、评价资料；诊断机构要求提供的其他必需的有关材料。

用人单位和有关机构应当按照职业病诊断机构的要求如实提供必要的资料。

没有职业病危害接触史或者健康检查没有发现异常的，诊断机构可以不予受理。

（3）职业病诊断机构在进行职业病诊断时，应当组织三名以上取得职业病诊断资格的执业医师进行集体诊断。

（4）确诊为职业病的患者，用人单位应当按照职业病诊断证明书上注明的复查时间安排复查。

（5）职业病诊断的费用由用人单位承担。

（二）职业病的报告

1. 职业病报告责任主体

用人单位；接诊急性职业病的综合医疗卫生机构；承担职业病诊断的医疗卫生机构。

2. 报告时限要求

三人以上急性职业中毒或发生死亡的急性职业病应立即电话报告；发生三人以下的急性职业病应在 12～24 h 内电话报告或以职业病报告卡的形式报告；非急性职业病如尘肺病、慢性职业中毒和其他慢性职业病以及尘肺病死亡患者应在十五日内报告，分别填报尘肺病报告卡和职业病报告卡。

3. 报告负责部门

地方各级卫生行政主管部门指定的劳动卫生职业病防治机构、疾病预防控制机构或卫生监督机构负责职业病报告工作，并指定专职人员或兼职人员负责。

（三）职业病患者的权益与保护

《职业病防治法》规定职业病病人依法享受国家规定的职业病待遇。用人单位应当按照国家有关规定，安排职业病病人进行治疗、康复和定期检查；用人单位对不适宜继续从事原工作的职业病病人，应当调离原岗位，并妥善安置；用人单位对从事接触职业病危害作业的劳动者，应当给予适当岗位津贴。

职业病病人的诊疗、康复费用，伤残以及丧失劳动能力的职业病病人的社会保障，按照国家有关工伤保险的规定执行。劳动者被诊断患有职业病，但用人单位没有依法参加工伤保险的，其医疗和生活保障由该用人单位承担。

在工伤医保目录范围内，职业病免费进行治疗，生活不能自理或经伤残鉴定需护理的，由工伤基金支付。经过伤残能力鉴定后，按照国家相应待遇执行。

第五节 我国职业病防治工作三级预防原则

《职业病防治法》第一章总则第三条中指出，职业病防治工作坚持预防为主、防治结合的方针，建立用人单位负责、行政机关监管、行业自律、职工参与和社会监督的机制，实行分类管理、综合治理。应按三级预防措施加以控制，以保护和促进职业人群的健康。

第一级预防又称病因预防，是从根本上消除或控制职业性有害因素对人的作用和损害，即改进生产工艺和生产设备，合理利用防护设施及个人职业病防护用品，以减少或消除工人接触的机会。主要有如下几个方面：①改进生产工艺和生产设备，使其符合我国工业企业设计卫生标准，如1979年颁布了《工业企业设计卫生标准》，含111项毒物及9项粉尘最高允许浓度和噪声等物理因素的卫生标准。②职业卫生立法和有关标准、法规制定，如2007年经更新、修订，颁布了《工作场所有害因素职业接触限值 第1部分：化学有害因素》（GBZ 2.1—2007）和《工作场所有害因素职业接触限值 第2部分：物理因素》（GBZ 2.2—2007）等。③个人职业病防护用品的合理使用和职业禁忌证的筛检，如生产性粉尘所导致的尘肺可以戴口罩；对高危职业人群，可依据《职业健康监护技术规范》（GBZ 188—2014）对职业禁忌证进行筛检，凡有职业禁忌证者禁止从事相关的工作。④控制已明确能增加发病危险的社会经济、健康行为和生活方式等个体危险因素，如禁烟可预防多种慢性病、职业病或肿瘤。

第二级预防又称发病预防，是早期检测和诊断人体受到职业性有害因素所致的健康损害。尽管第一级预防措施是理想的方法，但所需费用较大，在现有的技术条件下有时难以完全达到理想效果，仍然可出现不同健康损害的人群，因此第二级预防也是十分必要的。其主要手段是定期进行职业性有害因素的监测和对接触者进行定期体格检查，以早期发现病损并作出诊断，特别是早期健康损害的发现，及时进行预防、处理。定期体格检查的间隔期可根据下列原则确定：①疾病的发病时间和严重程度；②接触职业性有害因素的浓度、强度或时间；③接触人群的易感性。体格检查项目应鼓励常规检查并结合特异、敏感的检测指标。肺通气功能的检查或X射线肺部摄片常用作对接触粉尘作业者的功能性和病理性改变的指标；微核率可以用于接触如放射线、多环芳烃等职业性致癌因素的早期检测等；其他如心电图、脑电图、神经传导速度和听力检查等均可作为早期的检查方法。

第三级预防是指在患病以后，给予积极治疗和促进康复的措施。第三级预防措施主要包括：①对已有健康损害的接触者应调离原工作岗位，并结合合理的治疗；②根据接触者受到健康损害的原因，对生产环境和工艺过程进行改进，既治疗病人，又加强一级预防；③促进患者康复，预防并发症的发生和发展。除极少数职业中毒有特殊的解毒治疗方法外，大多数职业病病人主要依据受损的靶器官或系统采用临床治疗方法，给予对症治疗。特别对接触粉尘所致肺纤维化，目前尚无特效方法治疗。

三级预防体系相辅相成、浑然一体。第一级预防针对整个人群，是最重要的，第二级预防和第三级预防是第一级预防的延伸和补充。全面贯彻和落实三级预防措施，做到源头预防、早期检测、早期处理、促进康复、预防并发症、改善生活质量，构成职业卫生与职业医学的完整体系。

第六节　冶金企业职业病防治法定义务

用人单位应当加强职业病防治工作，为劳动者提供符合法律、法规、规章、国家职业卫生标准和卫生要求的工作环境与条件，并采取有效措施保障劳动者的职业健康。用人单位是职业病防治的责任主体，并对本单位产生的职业病危害承担责任。用人单位的主要负责人对本单位的职业病防治工作全面负责。因此，应从以下方面落实企业在职业病防治中的法定义务。

（1）保障劳动者获得职业卫生保护。

职业卫生保护权利是劳动者的基本权利。保障劳动者依法享有职业卫生保护权利，是《职业病防治法》的立法基础和中心内容。用人单位要采取切实措施，让劳动者获得一个符合国家职业卫生标准和卫生要求的工作环境与条件，保障劳动者获得职业卫生保护，这是用人单位必须遵守和履行的一项重要义务。

（2）对本单位产生的职业病危害承担责任。

由用人单位对职业病防治负责，是因为职业病防治工作的好坏取决于用人单位是否重视、是否采取措施、是否落实各项制度、是否有组织保证等。因用人单位在职业病防治工作中处于绝对主导地位，所以自然也就成为本单位职业病危害的责任主体。用人单位承担的职业病危害责任包括行政责任、民事责任和刑事责任。

（3）依法参加工伤保险。

工伤保险是对因生产工作负伤、致残、死亡而中断生活来源的劳动者或其遗属提供生活保障、医疗服务、职业康复和经济补偿等物质帮助的一种社会保险制度。工伤保险由用人单位承担投保责任，劳动者在职业活动中只要履行了自己的劳动义务，就有权享受为其提供的工伤保险待遇。

（4）保证工作场所符合职业卫生要求。

预防职业病要从源头抓起，只有在源头实施控制，依法做好职业卫生"三同时"工作，才能防患于未然。工作场所是否存在职业病危害因素，对预防和减轻职业病危害起关键作用，所以这一环节做好了就可以最大限度地消除或者减少劳动者受到职业病危害的影响。

（5）申报职业病危害项目。

职业病危害项目是指存在或者产生职业病危害因素的项目。凡存在或者产生职业病危害项目的用人单位，都应当按照规定及时、如实向所在地安全生产监督管理部门申报危害项目，接受监督。

（6）采取职业病防治治理措施。

《职业病防治法》第二十条规定的用人单位应当采取的六项职业病防治管理措施，直接影响着用人单位的职业病防治工作，关系着劳动者的职业卫生保护权利。这些管理措施是用人单位职业病防治管理的基本制度，也是用人单位的法定职责。

① 设置或者指定职业卫生管理机构或组织，配备专职或者兼职的职业卫生管理人员，负责本单位的职业病防治工作。

② 制定职业病防治计划和实施方案。

③ 建立、健全职业卫生管理制度和操作规程。

④ 建立、健全职业卫生档案和劳动者健康监护档案。

⑤ 建立、健全工作场所职业病危害因素监测及评价制度。

⑥ 建立、健全职业病危害事故应急救援预案。

（7）为劳动者提供个人使用的职业病防护用品。

用人单位在采取有效的职业病危害防护措施的同时，还应当重视劳动者个人的防护，尊重劳动者所享有的职业卫生保护权利。用人单位为劳动者个人提供的职业病防护用品必须符合防治职业病的要求，不符合要求的不得使用。

（8）优先采用有利于防治职业病和保护劳动者健康的新技术、新工艺、新设备、新材料。

用人单位在组织生产、技术改造、工艺改革以及选用原材料时，应当将职业病防治和保护劳动者健康作为首要考虑的问题。用人单位在生产活动中，应当结合自身特点，逐步寻找并采用无害或危害小的新技术、新工艺、新设备和新材料，代替危害严重的技术、工艺、设备和材料，达到消除或降低职业病危

冶金企业主要负责人与职业卫生管理人员

害因素对劳动者健康影响的目的。

（9）设置公告栏、警示标识和中文警示说明。

用人单位按照《职业病防治法》第二十四条的规定履行职业病危害告知的义务，是劳动者实现职业卫生知情权的前提条件，只有用人单位充分告知职业病危害，劳动者才有可能真正享有知情权。在醒目位置设置公告栏、警示标识和中文警示说明，是用人单位履行职业病危害告知义务的形式之一，对劳动者可以起到时刻告知和提醒的作用，是非常重要而且必不可少的。

（10）设置报警装置和配置现场急救设施。

职业病防护设备、应急救援设施和个人使用的职业病防护用品是消除或降低工作场所职业病危害因素对劳动者健康影响的关键措施，对保护劳动者的健康意义重大。所以，对职业病防护设备、应急救援设施和个人使用的职业病防护用品，用人单位应当进行经常性的维护、检修，定期检测其性能和效果，确保其处于正常状态，不得擅自拆除或者停止使用。

（11）实施职业病危害因素日常监测。

及时了解、掌握工作场所职业病危害因素的浓度或强度，早期发现职业病危害，及时采取防护措施，消除或减少职业病危害因素对劳动者健康的影响，是职业病二级预防中的关键环节。只有通过日常监测，用人单位才能及时了解、掌握工作场所职业病危害因素的浓度或强度。

（12）向用人单位提供中文说明书和警示说明。

许多职业病危害因素与所使用的设备有密切关系或者直接由设备产生。为了使用人单位和劳动者掌握设备产生的职业病危害因素的种类、危害程度、职业病防护措施及注意事项、应急救援措施等，《职业病防治法》特别规定"向用人单位提供可能产生职业病危害的设备的，应当提供中文说明书，并在设备的醒目位置设置警示标识和中文警示说明"。

（13）如实告知劳动者真实信息。

为了维护劳动者对职业病危害的知情权，保障劳动者健康，《职业病防治法》规定用人单位与劳动者签订劳动合同时应当履行职业病危害告知业务，并在劳动合同中写明。

（14）对劳动者进行职业卫生培训。

职业卫生培训对于提高劳动者的职业卫生知识和水平，增强职业病防护意识和能力，培养预防和控制职业病危害的自觉性具有十分重要的作用。用人单位应按照规定对劳动者进行上岗前、在岗期间的定期职业卫生培训，普及职业卫生知识，督促劳动者遵守职业病防治法律、法律、规章和操作规定，指导劳动者正确使用职业病防护设备和个人使用的职业病防护用品。

（15）组织劳动者进行职业健康检查。

职业健康检查的目的在于检索和发现职业病危害易感人群；及时发现健康损害，评价健康变化与职业病危害因素的关系；及时发现、诊断职业病；为职业病危害评价、职业病危害治理效果评价、行政执法提供依据和证据。

（16）为劳动者建立职业健康监护档案。

用人单位应当为劳动者建立职业健康监护档案，并按照规定的期限妥善保存。职业健康监护档案是职业病诊断、鉴定的重要的依据之一。劳动者离开用人单位时，有权索取本人职业健康监护档案复印件，用人单位应当如实、无偿提供，并在所提供的复印件上签章。

（17）及时报告职业病危害事故。

发生或者可能发生急性职业病危害事故时，用人单位应当立即采取应急救援和控制措施，并及时报告所在地安全生产监督管理部门和有关部门，以便有关部门迅速掌握事故发生情况，及时采取应对措施，有效控制事态发展，保护劳动者，防止危害后果进一步扩大。

（18）不得安排未成年工和孕期、哺乳期的女职工从事有危害的作业。

由于未成年工（特指年满16周岁未满18周岁）生理发育尚未完全成熟，机体的防御功能、解毒功能、修复功能不如成年人，接触职业病危害因素后，其危害后果更严重，更难恢复。孕期、哺乳期女职工由于处在特殊的生理状态，比一般职业人群更易于遭受职业病危害，有些职业病危害因素会通过母体的血液、乳汁进入胎儿或婴儿体内，对胎儿或婴儿造成损害。根据未成年工和孕期、哺乳期女职工的身体状况和生理特点，给予他们特殊的保护，是《职业病防治法》的重要内容。

（19）如实提供职业卫生和健康监护等资料。

为保证职业病诊断、鉴定的客观性、公正性，有效维护当事人的合法权益，用人单位应当如实提供职业病诊断、鉴定有关的职业卫生和健康监护等方面的资料。

（20）及时安排疑似职业病病人进行诊断。

早期发现、早期诊断、及时治疗，是防治职业病发生和控制职业病蔓延的有效方法。对疑似职业病病人及时进行诊断，既可以早期发现职业病病人，又可以查找致病原因，有利于及时采取职业卫生防护措施，防止职业病危害的扩大。用人单位在疑似职业病病人诊断或者医学观察期间，不得解除或终止与其订立的劳动合同。疑似职业病病人在诊断或者医学观察期间的费用，由用人单位承担。

（21）按照国家规定安排职业病病人进行治疗、康复和定期检查。

对职业病病人进行治疗、康复和定期检查，是保护劳动者健康权益的重要组成部分，也是用人单位的一项重要法定义务。劳动者被确诊为职业病后，用人单位应当根据职业病诊断医疗机构的意见，安排其治疗或康复疗养，定期进行健康检查。在治疗或康复疗养后，被确认为不宜继续从事原有害作业或工作的，应当将其调离原工作岗位，并妥善安置。

（22）妥善安置职业病病人。

职业病病人依法享有的职业病待遇，是依照有关规定，经过一定的程序取得的，所以任何单位和个人不得随意剥夺，也不能因职业病病人变动工作而改变。对确诊的职业病病人，用人单位应当对其医疗、工作、生活等方面做出妥善安排，并在法律、政策允许的范围内给予适当的照顾，这在一定程度上可以解除劳动者的后顾之忧，有利于社会安定，对促进安全生产具有特别重要的意义。

第二章 职业病防治基本知识

第三章
冶金企业主要职业病危害因素识别及控制

冶金工业是整个原材料工业体系中的重要组成部分，它与能源工业和交通运输业一样，是构成国民经济的基础产业。冶金工业门类繁多、工艺复杂、产品多样，在加工、贮存、使用和废弃物处理等各个环节都有可能产生大量职业病危害因素，从而对冶金企业职工产生职业病危害。

冶金企业的职业病危害因素分布广泛、程度严重并且从业人员众多。本章将冶金工艺分为烧结、炼焦、炼铁、炼钢、连铸和轧钢6个进行描述。有色金属部分主要针对铅锌冶金和铝冶金生产过程中的职业病危害进行描述。

第一节 烧 结

为了保证供给高炉的铁矿石中铁含量均匀，并且保证高炉的透气性，需要把选矿工艺产出的铁精矿制成 10~25 mm 的块状原料。

一、生产工艺

烧结是钢铁生产工艺中的一个重要环节。将铁矿粉、煤粉（无烟煤）、石灰、高炉炉尘、轧钢皮、钢渣按一定配比混匀，经烧结而成的有足够强度和粒度的烧结矿可作为炼铁的熟料。利用烧结熟料炼铁对于提高高炉利用系数、降低焦比、提高高炉透气性、保证高炉运行均有一定意义。目前生产上广泛采用带式抽风烧结机生产烧结矿，主要包括烧结料的准备、配料与混料、布料、点火与烧结、整粒等工序。

1. 烧结料的准备

含铁原料：含铁量较高、粒度小于 5 mm 的矿粉，如铁精矿、高炉炉尘、轧钢皮、钢渣等。一般要求含铁原料品位高，成分稳定，杂质少。

熔剂：要求熔剂中有效 CaO 含量高，杂质少，成分稳定，含水量在 3% 左右，粒度小于 3 mm 的占 90% 以上。在烧结料中加入一定量的白云石，使烧结矿含有适当的 MgO，对烧结过程有良好的作用，可以提高烧结矿的质量。

燃料：主要为焦粉和无烟煤。对燃料的要求是固定碳含量高，灰分低，挥发分低，含硫低，成分稳定，含水量小于 10%，粒度小于 3 mm 的占 95% 以上。

2. 配料与混料

配料目的：获得化学成分和物理性质稳定的烧结矿，满足高炉冶炼的要求。

配料工艺：将铁矿粉（精矿、粉矿）匀矿，以及颗粒尺寸符合要求的其他含铁原料、熔剂、燃料等送到各自的配料槽，通过皮带电子秤将各种原料按预定比例配料，并送入配料主皮带。主皮带上的原料经过转运进入圆筒混料机进行混料作业。

混料目的：使烧结料的成分均匀，水分合适，易于造球，从而获得粒度组成良好的烧结混合料，以保证烧结矿的质量并提高产量。

混料工艺：混料作业由圆筒混料机完成。混料作业分一次混料或二次混料，一次混料的目的：润湿与混匀，当加热返矿时还可使物料预热。二次混料的目的：继续混匀，造球，以改善烧结料层的透气性。用粒度 10~0 mm 的富矿粉烧结时，因其粒度已经达到造球需要，采用一次混料，混料时间约 50 s。使用细磨精矿粉烧结时，因粒度过细，料层透气性差，为改善高炉透气性，必须在混料过程中造球，所以采用二次混料，混料时间一般不少于 2.5~3 min。我国烧结厂大多采用二次混料。

3. 布料

布料器安装在烧结机头部，在布料器前面是铺底料机。烧结混合料布入台车之前，将用铺底料机在台车箅条上铺一层烧结矿返矿。底料铺好后，通过布料器将烧结混合料均匀布入烧结台车内。根据料层透气性和抽风负压的大小，台车上料层厚度可达到 500~800 mm。

4. 点火与烧结

点火器内煤气燃烧产生的高温将上部料层中的燃料点燃，并产生热量。在台车下风箱抽风产生的负压作用下，热量向下传递，使下部料层逐渐升温、燃烧。将整个烧结料层从上向下分为烧结矿层、燃烧层、预热层、干燥层和湿料层。最高温度在燃烧层中部，可达到1250~1350℃，高温持续时间为1~1.5 min。每个燃料颗粒周围被大量矿粉和熔剂包围。在燃烧层内，燃料颗粒燃烧产生的高温使周围物料熔融，形成液相。由于液相的浸润作用，将周围未熔化的矿粒黏结起来。在冷却时液相中的矿物结晶，或形成玻璃质（冷却速度较快时），从而将全部烧结料结合成块。

5. 整粒

从烧结机上卸下的热烧结矿经环式冷却后需要进行破碎和筛分分级，这一工序称为整粒。通过整粒，将烧结矿按粒度分成25~40 mm、12~25 mm和5~12 mm三级送高炉矿槽。

二、职业病危害因素识别

1. 粉尘

在烧结生产过程中，需要进行精矿粉的装卸，石灰石、白云石、碎焦、无烟煤等原料的粉碎、筛分，此过程产生的粉尘量大、面广。从烧结原料的翻车、卸料到配料、混合、烧结及成品的热筛、破碎、冷筛和返矿的运输、运转过程中的给受料点、矿槽进排料口、抽风、除尘，整个生产过程都会产生粉尘，且在生产过程中机械运转、振动所产生的二次扬尘污染也不容忽视。工人接触的粉尘主要是精矿粉、石灰石、白云石、焦炭、煤等粉尘的混合尘，其游离二氧化硅含量低于10%。

2. 噪声

烧结生产过程中的噪声主要来源于破碎机、振动筛、风机、生产设备的运转及矿粉在生产过程中对设备的撞击，是持续性稳态噪声。部分岗位噪声的危害超过国家职业接触限值，其对工人的危害是普遍性的。

3. 高温

烧结生产的主要高温岗位有烧结机、单辊破碎机、热矿筛、一次返矿、冷却机和成品皮带运输机等岗位。因生产过程的自动化、机械化程度不同，工人接触高温的时间亦不同。现在生产过程中的工人生产活动以现场巡视为主，虽有高温岗位，但工人在实际生产过程中接触高温的时间较短。

4. 生产性毒物

1）一氧化碳

在正常烧结生产过程中不存在一氧化碳，但供给烧结机点火用的煤气在使用中如存在管道、闸阀的泄漏，则会导致工人发生急性一氧化碳中毒。

2）苯

烧结过程中需要用到各种类型的皮带机，有时要对断裂的皮带进行修补黏合，此维修操作需要使用黏合剂。不同类型、不同企业生产的黏合剂使用要求不同，应用黏合剂时工作环境中能产生苯及甲苯、二甲苯等化合物。

烧结工艺产生的职业病危害因素、环节以及对健康的影响见表 3 – 1。

表 3 – 1　烧结工艺产生的职业病危害因素、环节以及对健康的影响

序号	职业病危害因素	环　节　（部　位）		对健康的影响
1	粉尘	原料	翻车、卸料、破碎、筛分、皮带运输	尘肺及对呼吸道的影响
		配料	配料、混合、皮带运输	
		烧结	烧结	
		成品	热筛、破碎、冷筛、返矿的运输	
2	高温	烧结	烧结	职业性中暑
		成品	破碎、热筛	
3	噪声	原料	翻车、卸料、破碎、筛分、皮带运输	噪声性耳聋、听力损伤
		配料	配料、混合、皮带运输	
		烧结	烧结	
		成品	热筛、破碎、冷筛、返矿的运输	
4	一氧化碳		一氧化碳管道、闸阀存在的区域	一氧化碳中毒
5	苯及含苯化合物	皮带通廊	粘接皮带	急、慢性苯中毒及白血病、皮肤病

三、职业病危害因素控制措施

对于各种职业病危害因素，应从工程技术、组织管理、健康监护和个体防护等四个方面采取防护措施。个别急性中毒事故应采取应急救援措施，并要求用人单位必须配备相应的应急救援设施。

1. 工程技术措施

彻底改革工艺过程、革新生产设备是防止职业病危害的根本途径。

第三章　冶金企业主要职业病危害因素识别及控制

·43·

对产尘较多的矿槽、漏嘴、振动筛等作业应使生产设备机械化、自动化、密闭化。对产生粉尘的工作地点，尽可能采用密闭、抽风的办法，防止粉尘外溢。通风除尘系统包括局部密闭装置、通风管和通风机、除尘设备等。

湿式作业是一种经济、简便、易行和防止粉尘飞扬的有效措施。

在煤气危险区宜设固定式一氧化碳报警装置；在皮带修补过程中应加强作业区域的通风排毒。

合理设计工艺过程，使作业人员远离热源，是改善高温作业劳动条件的根本性措施。在作业现场设置隔热挡板，使烧结工人在生产巡视时能减少接触高温产生的伤害。同时加强作业现场的通风，有条件时配备喷雾风扇或水幕。控制和消除声源是治理噪声的根本性措施。振动筛、破碎机以及风机等噪声大的设备均应有隔声措施或配置消声器。烧结办公室、值班室、控制室、工人休息室应采取隔声措施。

2. 组织管理措施

预防职业病必须认真贯彻"预防为主"的方针和"三级预防"的原则，采取有效的综合性预防措施。

《职业病防治法》及其一系列相关的配套法律，在职业病防治方面规范了政府卫生行政部门、产生职业病危害的用人单位、接触职业病危害作业的人员、承担职业卫生监测体检和职业病诊断的卫生医疗单位等四方的责任、权利和义务。这些法律、法规、规定为职业病危害的防护工作提供了法律保障。

加强领导是做好职业病危害因素防护工作的关键。职业病危害因素防护工作涉及生产、安全、通风、技术、卫生和工会等部门，因此需统一领导，统一规划，明确分工，密切配合，认真做好这项工作。①建立、健全职业病危害因素防护工作专业队伍和规章制度，是从组织上做好职业病危害因素防护工作的保证，如防尘设备维修管理制度、卫生清扫制度、粉尘检测制度等的制定，是从制度上保证防尘工作的正规化和经常化；②加强生产设备的检修与管理，以防止生产性毒物泄漏；③制定生产操作规程和安全卫生制度，煤气区的作业应执行《工业企业煤气安全规程》（GB 6222—2005）的规定；④作业地点应悬挂醒目的警告标志，如设立"煤气危险区，禁止单独工作"的警告标志；⑤实施高温作业分级，对高温作业实施劳动安全卫生分级管理；⑥在高温季节，应适当调整劳动休息制度，缩短持续劳动时间，安排好工间休息；⑦建立隔声休息室，实行工间休息制度，暂时离开噪声环境以恢复听力。

根据《职业病防治法》的要求，对新建、改建、扩建的企业，认真做好设计审查和竣工验收工作，实行预防性卫生监督。

做好卫生宣传教育是搞好职业病危害因素防护工作的基础。根据《职业病防治法》的要求，需对生产单位的负责人、作业人员进行职业卫生知识培训，普及职业卫生知识，使他们认识到职业病的危害，了解职业病危害因素的可防性，只有这样才能充分调动他们搞好职业病危害因素防护工作的积极性。

烧结生产过程中存在职业病危害因素的作业场所、设备等应设置职业病危害警示标识。

3. 健康监护

根据《职业病防治法》的要求，对从事接触职业病危害因素的作业人员，用人单位应按照国务院卫生行政部门的规定组织上岗前、在岗期间和离岗时的职业健康检查。目的是发现职业禁忌证；确定是否可以从事接触职业病危害因素的作业；为今后定期检查或动态观察提供自身对比的基础资料；及时发现职业病患者；检出疑似患者，作为重点监护对象；对发现有职业禁忌证的患者，及时调离接触职业病危害因素的作业岗位；根据发病情况，对职业病危害作出卫生学评价；对职业病患者根据有关规定采取诊疗、康复、社会保障等措施，予以妥善安置。

4. 个体防护

个体防护就是采用各种防护用品，以防止或尽量减少职业病危害因素对作业人员健康造成损害，是一种辅助性的防护措施。粉尘个体防护用品主要是防尘口罩。对个体防护用品的发放、更换、佩戴，应加强管理和检查，防止作业人员不按规定更换和佩戴。正常生产时，尽量在烧结机的上风侧操作，巡视、维修时应尽量保证至少两个人以上，佩戴合适的呼吸防护器及一氧化碳报警器设备，在皮带修补过程中作业人员要佩戴防毒面具；在高温作业区，夏季应设有安装空调设备的集体值班室，供应符合卫生要求的含盐清凉饮料及防暑药物；加强个人防护，工作服的面料选择要以耐热、导热系数小而透气性好为原则；头面部受热辐射照射时，应佩戴特制的防热帽或面罩及绿色的防护眼镜；暂时还不能将噪声值降低到要求的水平时，作业人员应佩戴耳塞、耳罩和隔声头盔等防护用品。

第二节　炼　　焦

高炉生产前除需要准备铁矿石（烧结矿和球团矿）外，还需要准备必需的燃料——焦炭。焦炭是高炉冶炼的主要燃料，焦炭在风口前燃烧放出大量热量并产生煤气，煤气在上升过程中将热量传给炉料，使高炉内的各种物理化学反应得以进行。

一、生产工艺

1. 焦炭在高炉炼铁中的作用

高炉用燃料包括焦炭和喷吹燃料两大类。焦炭在炼铁过程中有四个作用：一是燃烧供给热量（热源）；二是作为料柱骨架（气窗）；三是作为还原剂；四是作为生铁形成过程中渗碳的碳源。

高炉对焦炭的要求是：含碳高、强度好，有一定的块度且块度均匀，有合适的反应性，灰分和杂质低。

2. 炼焦工艺

1）炼焦

炼焦是煤在焦炉炭化室内经过高温干馏转化为焦炭及焦炉煤气的工艺过程。装煤、推焦、熄焦和拦焦组成了焦炉操作的全过程。

在备煤车间将配好的炼焦煤用带式输送机输送到焦炉煤塔储存，炼焦时将炼焦煤从煤塔装入装煤车内，并进行称量。称量后的装煤车升到待装煤的炭化室，将炼焦煤装入炭化室内进行炼焦。炼焦煤在炭化室内结焦转化为焦炭，焦炭成熟后，由推焦机和拦焦机打开炭化室的机、焦两侧炉门，拦焦机将导焦栅对准待出焦的炭化室，推焦机将焦炭从炭化室内推出。红焦落入熄焦车后，送往熄焦塔内用水熄焦（或者送往干熄焦冷却塔用惰性气体熄焦），焦炭经熄焦后送往焦台冷却，然后用带式输送机送往筛焦站筛分，筛分后的冶金焦送往贮焦仓或直接用带式输送机送往炼铁厂。炼焦过程中产生的荒煤气经上升管导出炉外，进入集气管。荒煤气被循环氨水冷却后送往回收车间进行处理，并制取化工产品。

2）焦炉煤气净化

炼焦过程中产生的荒煤气含有许多杂质，不能直接使用，必须经过净化，在净化过程中得到各种化工产品和净化后的焦炉煤气。焦炉煤气净化过程包括：初冷、脱萘、脱硫、回收氨、终冷、回收粗苯等工序。在煤气净化过程中，焦化厂根据自身情况，在选择回收工艺上略有不同。

3）精制

粗苯精制是将粗苯加工成苯、甲苯、二甲苯等产品，这些产品是宝贵的化工原料。粗苯主要由苯、甲苯、二甲苯等苯族烃组成，此外还有不饱和化合物及少量含硫、氮、氧的化合物。粗苯精制的方法主要有酸洗精制法和加氢精制法，现阶段焦化厂广泛采用酸洗精制法。

轻苯酸洗精制分为初馏、酸洗、吹苯和精馏四道工序。第一道工序是初馏，得到初馏分和未洗混合分。第二道工序是将未洗混合分用浓硫酸洗涤，使其中的含硫化合物和不饱和化合物共聚，生成酸焦油及溶于轻苯和硫酸中的轻度聚合物，得到已洗混合分。第三道工序是将溶有一定量聚合物的轻苯吹苯，使聚合物以釜渣形式排出。第四道工序是将吹出的苯族烃经碱中和后，再进行精馏，得到苯、甲苯、二甲苯和溶剂油等产品。

煤焦油组分按沸点分割成轻油馏分（＜170℃）、酚油馏分（170～210℃）、萘油馏分（210～230℃）、洗油馏分（230～300℃）、一蒽油馏分（300～330℃）和二蒽油馏分（330～360℃），蒸馏残渣为煤焦沥青。煤焦油蒸馏的各段馏分用物理和化学方法处理，可以进一步提取各种化工产品。

二、职业病危害因素识别

1. 焦炉逸散物

焦炉逸散物污染的主要作业场所有炉顶装煤、推焦、拦焦和熄焦，这些作业的烟尘污染一般表现为焦炉生产的装煤、推焦、拦焦操作过程中焦炉的泄漏，操作工人虽为间歇性接触，但作业环境中的接触浓度特别高，危害十分严重。其他泄漏点有炉顶装煤孔盖，上升管盖与桥管、集气管的连接及炉门等处。受其污染的岗位主要有装煤车岗位、扫炉盖岗位、测温岗位、交换机岗位、上升管岗位、调火岗位、推焦车岗位、拦焦车岗位、出炉岗位、熄焦车岗位、单斗提升机岗位、废气分析岗位、炉门修理岗位和热修瓦工岗位等。焦炉炉顶是污染最严重的作业场所。

2. 苯及苯系物

在煤气回收和苯精制车间，各种设备和泵及苯类贮藏槽放散管等处易于泄漏，造成苯精制车间进行各种阀门岗位、泵草岗位、检验岗位、成品岗位操作活动的人员接触中毒。操作工人由于呼吸道和皮肤吸收而中毒，严重者可导致死亡。另外，苯也是一种致癌性物质。

3. 一氧化碳

在焦炉作业区，装出炉过程外泄大量含有一氧化碳的烟尘，使直接参与装出炉生产活动（包括推焦、拦焦、出炉、清渣、调火等出炉侧作业活动和炉顶的装煤、扫炉盖、测温、上升管等炉顶辅助生产活动）的作业工人不同程度地受到来自于焦炉烟尘中一氧化碳的危害。焦炉地下室、烟道走廊等煤气操作区阀门启闭频繁，极易泄漏煤气，在煤气净化各工序的设备、管道阀门、水封等处，只要有煤气泄漏的地方，操作工人就会有一氧化碳中毒的危险。

4. 硫化氢

炼焦、熄焦过程中，煤的无氧燃烧可产生有毒气体硫化氢。回收的荒煤气中也含有部分硫化氢，因此煤气净化过程中可能产生部分硫化氢。

5. 氨气

氨气从焦油氨水分离装置、蒸馏设备、贮槽及放散管等处泄漏散发出来，主要发生在煤气净化车间和焦油车间相应的作业活动区域，易造成在该作业区域活动的工人中毒。氨水蒸馏设备扫汽检修时，更易造成上述有毒气体大量逸出而导致在该作业区域活动的工人发生急性职业中毒。

6. 高温

焦炉本身就是一座大型加热炉,炉顶操作温度最高,其次为炉侧温度。焦炉作业活动既存在高温危害，同时又接触强热辐射,尤其是出炉时的推焦、拦焦作业等。在炎热的夏季，炉顶温度往往超过 45 ℃,最高可达到 50 ℃以上,炉侧温度往往超过 40 ℃。工人长期在热辐射强度很大的环境中工作,极易引起中暑。

7. 粉尘

冶金焦化生产的粉尘危害主要是煤尘，其中包括原煤的危害和炼焦烟尘的危害。它广泛存在于原料备配煤和炼焦过程的各个生产活动中。原煤的卸煤、贮煤、倒煤、存煤、放送煤等备煤作业活动，会生产大量的原煤污染，尤以卸煤、倒煤和放送煤的生产活动为甚。原煤的输送、破碎、配煤过程，炼焦车间煤车的装煤过程也会产生煤尘污染。在炼焦的干馏、推焦、拦焦以及炉顶的测温、上升管、扫炉盖等操作过程中，由于装炉的熄焦、拦焦时炉内烟尘大量外逸，造成这些岗位的操作人员吸入大量烟尘。在炼焦的熄焦、放焦、运焦和筛焦过程中会产生尾焦的微量焦尘污染。炼焦煤尘（包括焦炉烟尘）是含有游离二氧化硅的粉尘，尽管含量在 10% 以下，但长期吸入这种粉尘也会导致尘肺病发生。

8. 噪声

噪声是影响工人身心健康的因素之一。焦化厂的主要噪声源有煤气鼓风机、空压机、各种工业泵及其他机械设备等。噪声的分布比较广，凡有上述设备的地方几乎都有噪声污染。噪声对人的心理和生理健康都会造成危害，甚至会引发各种生产事故。

9. 振动

振动主要存在于粉碎机的振动筛。

炼焦工艺产生的职业病危害因素、环节以及对健康的影响见表 3 - 2。

表 3 - 2　炼焦工艺产生的职业病危害因素、环节以及对健康的影响

序号	职业病危害因素	环　节　（部　位）		对健康的影响
1	焦炉逸散物	炼焦	炉顶：装煤、扫炉盖 炉侧：出炉、推焦、拦焦、熄焦	焦炉工人肺癌；各种皮肤病变
			测温、上升管、交换机岗位	
			调火、集气管清扫、炉门修理、热修瓦工	
2	苯及苯的同系物	回收粗苯工序	粗苯、蒸馏、洗涤岗位	苯、甲苯和二甲苯的急慢性中毒，苯所致白血病；皮肤的脱脂性改变
		精制车间精苯工序	原料：取样化验、收油、气泵开启与巡视操作	
			蒸馏：取样化验、各种蒸馏塔、槽等的开启与巡视操作	
			洗涤：取样化验、各种洗涤器、混合器、蒸发器等的开启与巡视操作	
			成品：取样化验、成品装车操作	
3	一氧化碳	炼焦	炉顶：炼焦装煤、扫炉盖 炉侧：推焦、拦焦、出炉	一氧化碳中毒、神经系统症状
			测温、上升管、交换机、上升管余热锅炉、高压氨水泵岗位	
			调火、集气管清扫、软件管理、废弃分析、炉门修理、热修瓦工	

表 3-2 (续)

序号	职业病危害因素	环节(部位)		对健康的影响
4	硫化氢	炼焦	参见焦炉逸散物的存在环节	硫化氢中毒
		煤气净化	鼓风机、冷凝岗位	
5	氨气	煤气净化	鼓风机、冷凝岗位	氨中毒
		焦油车间	焦油氨水分离、蒸氨塔周围操作	
6	高温	炼焦	炉顶:焦炉装煤、扫炉盖 炉侧:出炉、推焦、拦焦、熄焦、调火	职业性中暑
			测温、上升管	
7	粉尘	备煤、配煤	卸煤、贮煤、倒煤、存煤、放送煤	煤工尘肺;对呼吸道的影响
		炼焦	炉顶:焦炉装煤、扫炉盖 炉侧:推焦、拦焦、出炉、单斗提升机 送焦:熄焦、放焦、辊筛、条筛、振筛、皮带运输、装车、除尘器除尘和粉焦抓	尘肺;引起呼吸道、皮肤炎症
			测温、上升管	
8	噪声		煤气鼓风机、空压机、各种工业泵及其他机械设备等	噪声性耳聋、听力损伤
9	振动		粉碎机的振动	振动病

三、职业病危害因素控制措施

对于各种职业病危害因素,应从工程技术、组织管理、健康监护和个体防护等四个方面采取防护措施。个别急性中毒事故应采取应急救援措施,并要求用人单位必须配备相应的应急救援设施。

1. 工程技术措施

工程技术措施是消除或降低职业病危害,预防职业病发生的根本措施。

1) 粉尘、烟尘的控制措施

煤焦转运站、粉碎机室、筛焦楼等应设通风除尘设施,煤厂应采取抑尘措施。

焦炉炉门与门框,装煤孔盖与装煤孔座的接触面应采取有效密封措施,上升管盖、桥管与水封承插部都应采取可靠的密封措施，防止炉内煤气外逸。

装煤作业采取高压氨水无烟装置，大型焦炉采用带抽吸、点火燃烧洗涤装置的装煤车或设置地面站集尘系统。

推焦作业应采取烟尘治理措施，有条件的可采取地面站或热力罩除尘车。

湿法熄焦必须采用高塔排气，并在塔内设置捕集水滴、粉尘装置。

干法熄焦，各烟气排放点都应设置集尘净化系统。

2）有毒有害气体的控制措施

焦炉地下室煤气区应设置机械通风设备及一氧化碳浓度监测与报警装置。

鼓风作业区储槽放散后的有害气体、油库区焦油洗油槽放散的有害气体，均应经排气洗净塔净化后排放。

苯类槽放散的有害气体可采用压力平衡管或其他方式返回吸煤气管道或经苯捕捉器净化后排放。

散发有毒有害气体的设备、装置应进行密闭，避免直接操作。

对可能有泄漏及滞留有害气体而造成危险的区域，在条件允许时应设监测报警装置。

粗苯蒸馏、苯精制及焦油加工等分离水应分别收集送往机械化氨水澄清槽，经蒸氨后送污水处理站。

3）噪声的控制措施

控制噪声应首先控制声源，选用低噪声的工艺与设备。

当管道与强振设备连接时，应采用柔性连接，辐射强噪声管道宜布置在地下或采取阻尼、隔声和消声措施。

鼓风机室、循环氨水泵房、苯洗涤泵房、湿法脱硫泵房等尽量与操作仪表室隔开或设隔声门。

离心式鼓风机应设独立基础，以便与楼板及操作平台分开，使振动不致传到建筑物。

4）高温的控制措施

炼焦车间下列场所应采用空调或其他降温措施：炉顶等高温场所的休息室、推焦车、装煤车、拦焦车和熄焦车司机室，其他高温场所的工人休息室。

炉顶等高温工作地点可采取局部通风降温措施。

应设置供含盐清凉饮料的专用房间和设施。

2. 组织管理措施

预防职业病必须认真贯彻"预防为主"的方针和"三级预防"的原则，采取有效的综合性预防措施。

《职业病防治法》及其一系列相关的配套法律，在职业病防治方面规范了政府卫生行政部门、产生职业病危害的用人单位、接触职业病危害作业的人员、承担职业卫生监测体检和职业病诊断的卫生医疗单位等四方的责任、权利和义务。这些法律、法规、规定为职业病危害的防护工作提供了法律保障。

从组织管理上应加强职业病危害因素的管理，设立专兼职的职业卫生管理部门和人员。用人单位应建立、健全职业病危害因素的日常监测、结果公布及相应的管理制度，对作业场所空气中职业病危害因素的浓度或强度实施监控措施；超过国家卫生接触限值的工作场所，应立即采取防护措施；建立、健全个人使用的职业病防护用品的发放、使用、更新等的监督、检查制度；加强对各级、各类人员的职业病防护知识的培训，提高各级、各类人员的职业病防治工作能力，从而在组织管理上保证工作场所职业病危害因素的强度或浓度符合国家职业卫生标准的要求，控制和减少职业病危害的发生。

除采取上述组织管理措施外，对于存在职业病危害因素的作业场所、设备、化学品、放射性同位素和含放射性物质的产品包装以及贮存场所应设置职业病危害警示标识。

3. 健康监护

根据《职业病防治法》的要求，对从事接触职业病危害因素的作业人员，用人单位应按照国务院卫生行政部门的规定组织上岗前、在岗期间和离岗时的职业健康检查。目的是发现职业禁忌证；确定是否可以从事接触职业病危害因素的作业；为今后定期检查或动态观察提供自身对比的基础资料；及时发现职业病患者；检出疑似患者，作为重点监护对象；对发现有职业禁忌证的患者，及时调离接触职业病危害因素的作业岗位；根据发病情况，对职业病危害作出卫生学评价；对职业病患者根据有关规定采取诊疗、康复、社会保障等措施，予以妥善安置。

4. 个体防护

产生职业病危害因素的作业场所，应尽量采用无毒代替有毒的生产工艺，或采用通风排毒设施，从源头控制或消除职业病危害。如尘毒危害得不到有效控制，作业场所空气中职业病危害因素超过国家职业卫生接触限值，则现场作业人员必须配备防护工作服、手套、面罩等个体防护用品。接触噪声的作业人员应佩戴耳塞、耳罩和隔声头盔等防护用品，接触有毒烟气的操作人员应配备个人防毒面具、报警装置等应急防护设备与用品。

第三节　炼　　铁

高炉炼铁生产是冶金（钢铁）工业最主要的环节。高炉冶炼是把铁矿石还原成生铁的连续生产过程。铁矿石、焦炭和熔剂等固体原料按规定配料比由炉顶装料装置分批送入高炉，并使炉喉料面保持一定的高度。焦炭和矿石在炉内形成交替分层结构。矿石料在下降过程中逐步被还原、熔化成铁和渣，聚集在炉缸中，定期从铁口、渣口放出。

一、生产工艺

高炉冶炼的目的是将矿石中的铁元素提取出来，生产出来的主要产品为铁水。副产品有水渣、矿渣棉和高炉煤气等。高炉生产是连续进行的。一代高炉（从开炉到大修停炉为一代）能连续生产几年到十几年。生产时，从炉顶（一般炉顶是由料钟与料斗组成，现代化高炉是钟阀炉顶和无料钟炉顶）不断地装入铁矿石、焦炭、熔剂，从高炉下部的风口吹进热风（1000～1300 ℃），喷入油、煤或天然气等燃料。装入高炉中的铁矿石主要是铁和氧的化合物。在高温下，焦炭和喷吹物中的碳及碳燃烧生成的一氧化碳将铁矿石中的氧夺取出来，得到铁，这个过程叫作还原。铁矿石通过还原反应炼出生铁，铁水从出铁口放出。铁矿石中的脉石、焦炭及喷吹物中的灰分与加入炉内的石灰石等熔剂结合生成炉渣，从出铁口和出渣口分别排出。煤气从炉顶导出，经除尘后作为工业用煤气。现代化高炉还可以利用炉顶的高压，用导出的部分煤气发电。

1. 生产系统

高炉炼铁系统主要包括炉体系统、渣处理系统、上料系统、除尘系统、送风系统。

高炉本体是炼铁生产的核心设备，它是一个竖式的圆筒形，包括炉基、炉壳、炉衬、冷却设备、炉顶装料设备等，整个冶炼过程在高炉内完成。高炉一般由上至下可分为 5 段：炉喉、炉身、炉腰、炉腹和炉缸。除高炉本体外，高炉生产设备还有以下 5 个辅助系统：

（1）原料系统：包括原料的储存、中和、储矿焦槽、称量与筛分。通过斜桥或带式输送机把炉料运至炉顶，经装料设备装入炉内。主要任务是及时、准确、稳定地将合格原燃料送入高炉。

（2）送风系统：包括鼓风机、热风炉、热风总管、围管等。主要任务是将鼓风机送来的冷风经热风炉预热后送进高炉内。

（3）煤气净化系统：包括上升管、下降管、重力除尘器、洗涤塔、文氏管、脱水器等，有的高炉采用静电除尘器、干式布袋除尘器。高压高炉还有高压阀组及余压透平发电装置（TRT）。主要任务是对高炉冶炼所产生的荒煤气进行净化处理，以获得合格的气体燃料。

（4）渣铁处理系统：包括出铁场、泥炮、开口机、炉前吊车、铁水罐、冲水渣设备、铸铁机、渣罐等。主要任务是及时将炉内的渣、铁排放出来，保证高炉生产正常进行。

（5）喷吹燃料系统（以高炉喷吹煤粉为例）：包括煤粉的制取、运输、收集、喷吹罐及喷枪等。主要任务是均匀、稳定地将按一定要求准备好的燃料喷入炉内代替部分昂贵的冶金焦，以降低冶炼成本，改善高炉操作指标。

就建设投资而言，高炉本体占 15% ~ 20%，辅助系统占 80% ~ 85%。各个系统互相联系，但又互相制约，只有互相配合才能形成理想的生产能力。

2. 生产特点

高炉生产有以下几个特点：

（1）长期连续生产。高炉从开炉到大修停炉一直不停地连续运转，仅在设备检修或发生事故时才暂停生产（休风）。高炉运行时，炉料不断地装入炉内，下部不断地鼓风，煤气不断地从炉顶排出并回收利用，生铁、炉渣不断地聚集在炉缸定时排出。

（2）规模越来越大。现在已有 5000 m³ 以上容积的高炉，日产生铁万吨以上，日消耗矿石近 20000 t、焦炭等燃料 5000 t。

（3）机械化、自动化程度越来越高。为了准确完成每日成千上万吨原料及产品的装入和排放，以及改善劳动条件、保证安全、提高劳动生产率，要求有较高的机械化和自动化水平。

（4）生产的联合性。就高炉炼铁本身而言，从上料到排放渣铁，从送风到煤气回收，各个系统必须有机地协调配合。就钢铁联合企业中炼铁的地位而言，炼铁也是非常重要的一环，高炉休风或减产会给整个钢铁联合企业的生产带来严重影响。

二、职业病危害因素识别

1. 粉尘

炼铁过程中存在的粉尘，在不同年代其粉尘危害程度亦不同，大致以 20 世纪 80 年代为界限。在 80 年代以前，由于沿用比较落后的传统工艺和设备，粉尘污染相当严重，且粉尘中游离二氧化硅含量很多在 10% 以上。80 年代后期，由于加强了对炼铁原料、生产工艺、设备的改造及防尘设施的配套，使得粉尘浓度下降。虽然粉尘浓度仍有超标，但污染状况已经有很大改善。随着近几年生产工艺的改革，除炉前工人外，炼铁各工段工人的劳动强度已大大降低，机械化程度相对提高。尽管生产环境的粉尘浓度仍存在差异，但工人的作业地点大多在操作控制室内，单位时间内接触粉尘量相对减少，即使生产环境中粉尘浓度不能很好地反映工人的实际接触水平，然而从保护工人健康的角度出发，炼铁生产过程中工人不同岗位的作业仍属于接触粉尘的作业。

2. 生产性毒物

炼铁生产过程中的生产性毒物主要为一氧化碳。导致一氧化碳中毒的原因：一是设备泄漏；二是生产过程中操作不当或意外接触一氧化碳而引起急性中毒。近几年对高炉作业区一氧化碳的检测结果表明，作业现场一氧化碳浓度基本不超出国家标准。据统计，炼铁作业急性一氧化碳中毒都是由煤气泄漏和操作不当引起的。高炉技术操作工、高炉炉前工、高炉配管工及炉体检修工等炉体周围作业人员均属接触一氧化碳的高危作业人员。高炉炉前工在接触一氧化碳的同时还会接触少量二氧化硫，这些因素对人体长期的慢性损伤不容忽视。

3. 高温

炼铁属高温、强热辐射作业。热源来自于被加热空气的对流热和生产设备及周围物体表面的二次热辐射。出铁、出渣时的热辐射危害较大。随着生产工艺的改造，有的企业进行了封闭式出铁、出渣：用盖板对铁沟、渣沟封闭，其目的是为了防尘和安全，在降低粉尘浓度的同时也减小了热辐射强度。

4. 噪声

炼铁生产过程中噪声主要来源于高炉鼓风、除尘抽风、卷扬、钢带机、振动筛等设备的运行。除高炉操作室噪声不超标外，其余各作业点普遍超出国家卫生标准。噪声的危害是普遍性的。

炼铁工艺产生的职业病危害因素、环节以及对健康的影响见表3-3。

表3-3 炼铁工艺产生的职业病危害因素、环节以及对健康的影响

序号	职业病危害因素	环节（部位）		对健康的影响
1	粉尘	原料	沟上、沟下、主控室、称量、矿槽、皮带、高炉卷扬	尘肺；对呼吸道的影响
		炼铁	炉前操作、铁口、渣口、炼铁、天车、高炉配管、辅沟、翻渣	
		铸铁	铸铁	
2	一氧化碳	炼铁	炉前操作、铁口、渣口、炼铁、天车、高炉配管、辅沟、翻渣	一氧化碳中毒
		热风炉	热风炉、煤气取样	
3	二氧化硫	炼铁	炉前操作、铁口、渣口、炼铁、天车、高炉配管、辅沟、翻渣	二氧化硫中毒；对呼吸道的影响
4	高温	炼铁	炉前操作、铁口、渣口、炼铁、天车、高炉配管、辅沟、翻渣	职业性中暑
		铸铁	铸铁	
		热风炉	热风炉、煤气取样	
5	噪声	原料	沟上、沟下、主控室、称量、矿槽、皮带、高炉卷扬	职业性噪声聋、听力损伤
		炼铁	炉前操作、铁口、渣口、炼铁、天车、高炉配管、辅沟、翻渣	
		铸铁	铸铁	
		热风炉	热风炉、煤气取样	

炼铁人员在生产过程中所接触的职业病危害因素不是单一、固定的，在各工种不同岗位所接触的职业病危害因素亦不同，许多工种的作业人员受到多种职业病危害因素的综合作用，见表3-4。

表3-4　不同作业区各工种接触职业病危害因素的情况

工　种	职 业 危 害 因 素	工　种	职 业 危 害 因 素
原料	粉尘、噪声	铸铁	粉尘、噪声、高温
高炉技术操作	粉尘、噪声、一氧化碳、二氧化硫、高温	热风炉	一氧化碳、高温、噪声
高炉炉前	粉尘、噪声、一氧化碳、二氧化硫、高温		

由于作业环境中存在不同的职业病危害因素，因此既要考虑其各自对人体的损害，也要考虑职业病危害因素综合作用对人体的损害。

三、职业病危害因素控制措施

对于各种职业病危害因素应从工程技术、组织管理、健康监护和个体防护等方面采取防护措施。个别急性中毒事故应采取应急救援措施，并要求用人单位必须配备相应的应急救援设施。

1. 工程技术措施

彻底改革工艺过程、革新生产设备是防止职业病危害的根本途径。

对产尘较多的矿槽、漏嘴、振动筛等作业应使生产设备机械化、自动化、密闭化；对产生粉尘的工作地点，尽可能采用密闭、抽风的办法，防止粉尘外溢。通风除尘系统包括局部密闭装置、通风管和通风机、除尘设备等。如铁沟、渣沟及水冲渣沟，应设活动封盖和相应的除尘装置，渣沟和铁、渣罐上面应设排烟罩。

湿式作业是一种经济、简便、易行和防止粉尘飞扬的有效措施。如在沟下、皮带通廊及出铁场、渣场洒水，防止二次扬尘，是降低生产环境粉尘浓度的一种有效措施。

在煤气危险区宜设固定式一氧化碳报警装置；炉顶、炉体维修时应加强通风排毒；高炉炉顶煤气导出管下部应设伸缩管；外燃式热风炉主管、高炉进风弯管应安装膨胀器及拉杆，以防热胀冷缩造成炉体及连接管变形开裂。炉顶装料设备、风口、渣口、水套等均应严格密封，不得泄漏煤气。

合理设计工艺过程，使作业人员远离热源，是改善高温作业劳动条件的根本性措施。如铁沟、渣沟加封盖板后，出铁、出渣时不但降低了环境粉尘浓度，也使作业人员避免了接触高强度的热辐射。在作业现场设置隔热挡板，使炉前工人在出铁、出渣及生产巡视时能减少接触高温和热辐射的损害。同时加强作业现场的通风，有条件时配备喷雾风扇或水幕。控制和消除声源是治理噪声的根本性措施。振动筛、炉顶均压阀、放散阀、放风阀以及除尘风机等噪声大的设备均应有隔声措施或配置消声器。高炉办公室、值班室、控制室、工人休息室应采取隔声措施。

2. 组织管理措施

预防职业病必须认真贯彻"预防为主"的方针和"三级预防"的原则，采取有效的综合性预防措施。

加强领导是做好职业病危害因素防护工作的关键。职业病危害因素防护工作涉及生产、安全、通风、技术、卫生和工会等部门，因此需统一领导，统一规划，明确分工，密切配合，认真做好这项工作。①建立、健全职业病危害因素防护工作专业队伍和规章制度，是从组织上做好职业病危害因素防护工作的保证，如防尘设备维修管理制度、卫生清扫制度、粉尘检测制度等的制定，是从制度上保证防尘工作的正规化和经常化；②加强生产设备的检修与管理，以防止生产性毒物泄漏；③制定生产操作规程和安全卫生制度，煤气区的作业应执行《工业企业煤气安全规程》（GB 6222—2005）的规定；④作业地点应悬挂醒目的警告标志，如设立"煤气危险区，禁止单独工作"的警告标志；⑤实施高温作业分级，对高温作业实施劳动安全卫生分级管理；⑥在高温季节，应适当调整劳动休息制度，缩短持续劳动时间，安排好工间休息；⑦建立隔声休息室，实行工间休息制度，暂时离开噪声环境以恢复听力。

根据《职业病防治法》的要求，对新建、改建、扩建的企业，认真做好设计审查和竣工验收工作，实行预防性卫生监督。

做好卫生宣传教育是搞好职业病危害因素防护工作的基础。根据《职业病防治法》的要求，需对生产单位的负责人、作业人员进行职业卫生知识培训，普及职业卫生知识，使他们认识到职业病的危害，了解职业病危害因素的可防性，只有这样才能充分调动他们搞好职业病危害因素防护工作的积极性。

炼铁生产过程中存在职业病危害因素的作业场所、设备等应设置职业病危害警示标识。

3. 健康监护

根据《职业病防治法》的要求,对从事接触职业病危害因素的作业人员,用人单位应按照国务院卫生行政部门的规定组织上岗前、在岗期间和离岗时的职业健康检查。目的是及时发现职业禁忌证;确定是否可以从事有职业病危害的作业;为今后定期检查或动态观察提供自身对比的基础资料;及时发现职业病患者;检出疑似患者,作为重点监护对象;对发现有职业禁忌证的患者,及时调离职业病危害因素作业岗位;根据发病情况,对职业病危害作出卫生学评价;对职业病患者根据有关规定采取诊疗、康复、社会保障等措施,予以妥善安置。

4. 个体防护

个体防护就是采用各种防护用品,以防止或尽量减少粉尘随着呼吸进入工人肺部,是一种辅助性的防尘措施。炼铁生产作业人员个体防护用具主要是防尘口罩。防尘口罩要求滤过率和透气率高、质轻、易于清洗。对防尘口罩的发放、更换、佩戴,应加强管理和检查,防止作业人员不按规定更换和佩戴。正常生产时,尽量在铁口、渣口及炉体的上风侧操作和巡视;维修时应尽量保证至少两个人以上,尤其到炉顶维修和操作时,必须佩戴合适的呼吸防护器及一氧化碳报警设备;在高温作业区,夏季应设有安装空调设备的机体值班室,供应符合卫生要求的含盐清凉饮料及防暑药物;加强个体防护,工作服的面料选择要以耐热、导热系数小而透气性好为原则;头面部受热辐射照射时,应佩戴特制的防热帽或面罩及绿色的防护眼镜;暂时还不能将噪声值降低到要求的水平时,作业人员应佩戴耳塞、耳罩和隔声头盔等防护用品。

第四节　炼　　钢

转炉炼钢是把氧气鼓入熔融的生铁里,使杂质硅、锰等氧化,在氧化过程会放出大量热量(含 1% 的硅可使生铁的温度升高 200 ℃),使炉内达到足够高的温度。因此转炉炼钢不需要另外使用燃料。炼钢的基本任务是脱碳、脱磷、脱硫、脱氧,去除有害气体和非金属夹杂物,提高温度和调整成分。归纳为:"四脱"(脱碳、磷、硫和氧),"二去"(去气和去夹杂),"二调整"(调整成分和温度)。采用的主要技术手段为供氧、造渣、升温、加脱氧剂和合金化操作。

按照配料要求，先把废钢等装入炉内，然后倒入铁水，并加入适量的造渣材料（如生石灰等）。加料后，把氧气喷枪从炉顶插入炉内，吹入氧气（纯度大于99%的高压氧气流），使它直接跟高温的铁水发生氧化反应，除去杂质。用纯氧代替空气可以克服由于空气中氮气的影响而使钢质变脆，以及氮气排出时带走热量的缺点。在除去大部分硫、磷后，当钢水的成分和温度都达到要求时，即停止吹炼，提升喷枪，准备出钢。出钢时使炉体倾斜，钢水从出钢口注入钢水包里，同时加入脱氧剂进行脱氧和调节成分。钢水合格后，可以浇成钢的铸件或钢锭，钢锭可以再轧制成各种钢材。氧气顶吹转炉在炼钢过程中会产生大量棕色烟气，它的主要成分是氧化铁尘粒和高浓度的一氧化碳气体等。因此，必须加以净化回收，综合利用，以防止污染环境。从回收设备得到的氧化铁尘粒可以用来炼钢；一氧化碳可以作化工原料或燃料；烟气带出的热量可以副产水蒸气。此外，炼钢时生成的炉渣也可以用作钢渣水泥，含磷量较高的炉渣可加工成磷肥，等等。氧气顶吹转炉炼钢法具有冶炼速度快、炼出的钢种较多、质量较好，以及建厂速度快、投资少等优点。但在冶炼过程中都是氧化性气氛，去硫效率差，昂贵的合金元素也易被氧化而损耗，因而所炼钢种和质量受到一定限制。

转炉冶炼目的：生铁里的碳及其他杂质（如硅、锰）等氧化，产出比铁的物理性能、化学性能与力学性能更好的钢。钢与生铁的区别：首先是碳的含量，理论上一般把碳含量小于2.11%的称为钢，它的熔点在1450～1500℃，而生铁的熔点在1100～1200℃。在钢中碳元素和铁元素形成Fe_3C固熔体，随着碳含量的增加，其强度、硬度增加，而塑性和冲击韧性降低。钢具有很好的物理性能、化学性能与力学性能，可进行拉、压、轧、冲、拔等深加工，其用途十分广泛。

转炉冶炼原理：转炉炼钢在转炉里进行。转炉的外形像个梨，内壁有耐火砖，炉侧有许多小孔（风口），压缩空气从这些小孔里吹入炉内，又叫作侧吹转炉。开始时，转炉处于水平，向内注入1300℃的液态生铁，并加入一定量的生石灰，然后鼓入空气并转动转炉使它直立起来。这时液态生铁表面剧烈反应，使铁、硅、锰氧化（FeO、SiO_2、MnO）生成炉渣，利用熔化的钢铁和炉渣的对流作用，使反应遍及整个炉内。几分钟后，当钢液中只剩下少量的硅与锰时，碳开始氧化，生成一氧化碳（放热）使钢液剧烈沸腾。炉口由于溢出的一氧化碳的燃烧而出现巨大的火焰。最后，磷也发生氧化并进一步生成磷酸亚铁。磷酸亚铁再跟生石灰反应生成稳定的磷酸钙和硫化钙，一起成为炉渣。当磷与硫逐渐减少，火焰退落，炉口出现四氧化三铁的褐色蒸气时，表明钢已炼成。这时应立即停止鼓风，并把转炉转到水平位置，把钢水倾至钢水包里，再加脱氧剂进行脱氧。整个过程只需 15 min 左右。如果氧气是从炉底吹入，那就是底吹转炉；如果氧气是从顶部吹入，那就是顶吹转炉。

一、生产工艺

1. 转炉

转炉炼钢的冶炼过程包括装料、吹炼、脱氧出钢、溅渣护炉和倒渣几个阶段，一炉钢的吹氧时间通常为 12～18 min，冶炼周期为 30 min 左右。出完钢后，倒净炉渣，堵上出钢口，兑铁水和加废钢，降枪供氧，开始吹炼。吹炼过程中的供氧强度：小型转炉为 $2.5～4.5 \ m^3/(t \cdot min)$；120 t 以上的转炉一般为 $2.8～3.6 \ m^3/(t \cdot min)$。吹炼临近终点，温度和成分达到要求时，则提枪倒炉放渣，放渣取样后，待成分合格，摇炉出钢，出钢过程加入合金，出钢完毕炉子回零位溅渣护炉。

铁水从炼铁厂用铁水罐车运入炼钢厂房后，用起重机将铁水装入混铁炉，混铁炉所出铁水吊运兑入氧气转炉。铁水的初始温度一般为 1200～1250 ℃，经顶吹氧气、底吹惰性气体，在自动控制系统严格控制下冶炼，至终点温度1680 ℃左右，得到所需工艺目标的钢水。钢水再吊运于厂房内的精炼工序，精炼处理后送到连铸机，经铸造得到所需规格的连铸钢坯。

氧气顶吹转炉主要由转炉及其倾动机构、氧枪和副枪的升降及更换系统、散装材料供应系统、铁合金的供应和烘烤、烟气净化回收系统、出钢及出渣以及转炉内拆修等设备组成。转炉炼钢主要由原料供应系统、供氧系统、烟气净化系统和煤气回收系统构成，其中原料供应系统包含铁水、废钢、铁合金以及各种原辅料的储备和运输系统。供氧系统由制氧机、加压机、中压储气罐、输氧管、控制闸阀、测量计（器）、氧枪等设备组成。

氧枪是转炉炼钢的关键部件，由喷嘴和枪身组成。由于氧枪的工况恶劣，需采用高压水冷却。

2. 电炉

电炉炼钢是以电能作为主要热源的炼钢方法。由于电能转化为热能的途径是多种多样的，所以电炉炼钢所包含的炼钢设备和炼钢方法也是多样的。电炉炼钢主要是指电弧炉炼钢，是靠电极和炉料间气体放电产生的电弧加热并熔化金属。

电弧炉炼钢主要由炉体、电极夹持器及电极升降装置、炉体倾动装置、炉盖提升或旋转装置等组成。

炉体是电弧炉最主要的装置，用来熔化炉料和进行各种冶金反应。炉体由金属构件和耐火材料砌筑成的炉衬两部分组成。炉体的金属构件包括炉壳、炉门、出钢槽、炉盖和电极密封圈。炉壳、炉门、炉盖大多通水冷却，炉盖上有3个电极孔，在电极孔之间设有密封圈。

电极夹持器可以夹紧和放松电极，电极通过电极夹持器装在电极升降装置上，电极升降装置由横臂、立柱和传动机构组成，电极的升降受电极自动调节装置控制。

炉体倾动装置的作用：电弧炉出钢时需要向出钢槽侧倾动，使钢水从出钢槽流出，在熔炼过程中，为了便于扒渣，需要把炉体向炉门侧倾动。

电弧炉的装料方式有炉门手工装料和炉顶装料。炉门手工装料只适用于很小的电炉，绝大多数电弧炉都采用炉顶装料。

3. 炉外精炼

炉外精炼是指将经转炉初炼的钢水移到钢包中进行精炼的过程，其目的是脱硫、脱氧、脱气、去除非金属夹杂物、调整钢水成分和均匀钢水温度等。炉外精炼能够大大提高钢的产量和质量。炉外精炼主要包括钢包吹氩、LF处理、真空处理三大部分。

在炉外精炼发展过程中，综合运用各种新技术，产生了不同方式的多种精炼方法。常见的精炼方法主要包括常压下的氩气精炼法、合成渣洗法、LF炉钢包精炼法、喂丝精炼法，以及真空脱气、脱碳、合金化等方法。

1）氩气精炼法

通过向钢包内吹氩，利用氩气泡上浮的动力学作用均匀钢水成分和温度，加速夹杂物上浮从而达到净化钢水的目的。钢包吹氩应根据钢种性质、钢水状态、精炼目的来选择合适的气体参数（耗氩量、压力、流量、吹氩时间、氩气泡尺寸），这些参数决定了吹氩强度的大小及精炼的效果。

2）LF炉钢包精炼法

LF炉是以交流电或直流电通过石墨电极与钢包液面的钢渣之间产生高温电弧作为热源加热钢水。LF炉的主要设备包括：钢包、钢包车、变压器、电极升降机构、水冷炉盖、取样测温枪、物料添加系统等。

电弧加热工艺：钢水温度是连铸的"生命线"。不同的钢种选用不同的浇铸温度，这既是保证铸件质量良好，又是保证浇铸操作顺利进行的必要条件。因此，通过石墨电极的交流电或直流电与钢包钢渣之间产生高温电弧加热来调节钢水温度就成为 LF 炉的一项重要功能。在精炼的不向阶段，采用不同的供电制度。

造渣工艺：根据自身特点，各钢厂有各自不同的造渣制度。通常根据钢种性质、钢水状态、精炼目的选择不同的合成渣系，大体分为两类：一类是造碱性白渣，另一类是造泡沫渣。

合金微调工艺：转炉出钢合金化时，合金配加量一般按钢种成分的上下限控制，到 LF 炉时取样分析，若钢中合金元素含量低，可在 LF 炉进行合金元素微调。LF 炉配加锰时回收率一般可达到 95% 以上，配加硅时回收率一般可达到 90% 以上。

3）真空处理工艺

真空处理方法较多，主要包括钢包脱气法（VD 法）、真空提升气体法（DH 法）、循环脱气法（RH 法）、真空吹氧脱碳法（VOD 法）。

真空处理的主要设备有钢包、钢包车、真空室、气体提升系统、顶枪系统、冷却系统、取样测温枪、物料添加系统等。

二、职业病危害因素识别

1. 粉尘、烟尘

粉尘、烟尘是炼钢系统主要的职业病危害因素，影响面广。整个炼钢系统中产生粉尘、烟尘的场所很多，如废钢的切割及辅助料的准备、装卸、运送；炼钢过程中的一、二次烟尘和炉外精炼过程等均会产生粉尘、烟尘；每熔炼 1 t 电炉钢产生 11～17 kg 烟气，标准状态下烟气含尘浓度为 15～17 g/m^3，一次烟气含尘浓度为 150～200 g/m^3。

2. 噪声

炼钢系统产生噪声的设备较多，且分布广，声级强度高。主要噪声源是电炉、各类泵（真空泵、液压泵、水泵）、风机等。如电炉在熔化期的噪声值高达 110～120 dB（A），氧化期的噪声值将达到 100 dB（A），除尘风机、炉衬耐火砖拆除机、液压泵、真空泵等产生的噪声值一般在 90～105 dB（A）。

3. 有毒有害气体

炼钢系统有毒有害气体主要是一氧化碳，由于废钢成分的不同和加入炉内的辅料不同，也会有其他有害气体。例如在冶炼过程中添加萤石作为熔剂时，萤石分解就产生了氟化氢或颗粒状氟化物；转炉煤气中一般含有 56% ~ 60% 的一氧化碳，煤气中大量的一氧化碳散发在作业场所空气中，容易导致急性或慢性中毒。

4. 高温、热辐射

炼钢系统高温、热辐射的主要特点：①温度高，铁水、钢水、钢渣的温度一般为 1250 ~ 1670 ℃。据测定，炼钢系统的炉前工、吹扒渣和热修罐的作业环境温度分别为 37.6 ℃、37.3 ℃，按《高温作业分级》（GB/T 4200—2008）中的等级划分，炼钢系统的高温作业危害程度较为严重，一般均为 Ⅱ ~ Ⅲ 级，个别岗位为 Ⅳ 级。②热辐射源较分散。在炼钢过程中，出钢、出渣时的热辐射强度为 4 ~ 19 J/（cm^2·min），修钢水罐（180 ~ 200 t）时热辐射强度最高达 54 J/（cm^2·min）。

5. 紫外线辐射

炼钢、电焊、切割等作业岗位都存在紫外线辐射，电焊时的紫外线波长为 250 ~ 300 nm。

三、职业病危害因素控制措施

对于各种职业病危害因素应从工程技术、组织管理、健康监护和个体防护等四个方面采取防护措施。个别急性中毒事故应采取应急救援措施，并要求用人单位必须配备相应的应急救援设施。

1. 工程技术措施

工程技术措施是消除或降低职业病危害，预防职业病发生的根本措施。炼钢生产中职业病危害的重点主要是对转（电）炉粉尘和高温、噪声等物理因素的控制，只有通过被动的防护措施才能实现。

1）粉尘、烟尘的控制措施

在冶炼过程中，有大量粉尘、烟尘产生，主要来自高温作用下铁水蒸发和氧枪中喷射出的氧气流对铁水的冲击和搅拌，造成部分金属铁和其他元素以极细颗粒从铁水表面逸出而混入烟气。此外，冶炼过程中还会有其他散状炉料（如石灰石、萤石等）粉尘夹杂在粉尘、烟尘中。根据粉尘、烟尘进入烟罩时的燃烧状况和对粉尘、烟尘中所含能量利用方式的不同，治理方法可分为燃烧法、半燃烧法和未燃烧法三类。

2）有毒有害气体的控制措施

在煤气危险区宜设固定式一氧化碳浓度监测与报警装置；散发有毒有害气体的设备、装置应进行密闭，避免直接操作；转炉煤气回收系统风机后及风机房应设一氧化碳检测仪，并应设煤气中毒救护设施；转炉煤气加压机房和泄漏一氧化碳可能积聚的作业场所应设机械通风和一氧化碳浓度监测与报警装置；煤气泄漏危险区设安全警示牌。VOD炉废气中含有大量一氧化碳，对VOD装置的真空泵水封池应采取可靠的密闭措施，并设放散管将一氧化碳引至厂房顶外；电炉烟气除尘系统设置燃烧室，将烟气中大部分一氧化碳燃烧，以保证厂房内一氧化碳浓度低于《工业企业设计卫生标准》规定的限值；钢包喷粉精炼过程中产生的含烟气有一定的毒性，应设置通风除尘设施。另外，还要加强个人防护，配备呼吸器。

3）噪声的控制措施

控制噪声首先控制声源，选用低噪声的工艺与设备；对传播途径进行控制，如设置隔声墙、隔声罩，阻断产生噪声的设备对其他辅助工序的影响；车间墙上、屋顶进行适当的隔声和吸声处理，建立隔声操作室等；对各种风机、空压机、各种排气阀、放空阀和调压阀、转炉烟气净化和回收装置的排风机等产生气流噪声的设备安装隔声板，或进行隔声包扎，各种阀安装消声器；当管道与强振设备连接时，应采用柔性连接，辐射强噪声的管道宜布置在地下或采取阻尼、隔声和消声措施；离心式鼓风机应设独立基础，以便楼板和操作平台分开，使振动不传到建筑物；给工人配备耳罩、头盔等个人防护用品。

2. 组织管理措施

从组织管理上应加强职业病危害因素的管理，设立专兼职的职业卫生管理部门和人员，用人单位应建立、健全职业病危害因素的日常监测、结果公布及相应的管理制度，对作业场所空气中职业病危害因素的浓度或强度实施监控措施；超过国家卫生接触限值的工作场所，应立即采取防护措施；建立、健全个人使用的职业病防护用品的发放、使用、更新等的监督、检查制度；加强对各级、各类人员的职业病防护知识的培训，提高各级、各类人员的职业病防治工作能力，从而在组织管理上保证工作场所职业病危害因素的强度或浓度符合国家职业卫生标准的要求，控制和减少职业病危害的发生。

除采取上述组织管理措施外，对于存在职业病危害因素的作业场所、设备、化学品贮存场所应设置职业病危害警示标识。

3. 健康监护

根据《职业病防治法》的要求，对从事接触职业病危害因素的作业人员，用人单位应按照国务院卫生行政部门的规定组织上岗前、在岗期间和离岗时的职业健康检查。目的是发现职业禁忌证；确定是否可以从事接触职业病危害因素的作业；为今后定期检查或动态观察提供自身对比的基础资料；及时发现职业病患者；检出疑似患者，作为重点监护对象；对发现有职业禁忌证的患者，及时调离接触职业病危害因素的作业岗位；根据发病情况，对职业病危害作出卫生学评价；对职业病患者根据有关规定采取诊疗、康复、社会保障等措施，予以妥善安置。

4. 个体防护

产生职业病危害因素的作业场所，应尽量采用无毒代替有毒的生产工艺，或采用通风排毒设施，从源头控制或消除职业病危害。如尘毒危害得不到有效控制，作业场所空气中职业病危害因素超过国家职业卫生接触限值，则现场作业人员必须配备防护工作服、手套、面罩等个体防护用品。接触噪声的作业人员应佩戴耳塞、耳罩和隔声头盔等防护用品，接触有毒烟气的操作人员应配备个人防毒面具、报警装置等应急防护设备与用品。

第五节　连　　铸

转炉生产出来的钢水经过精炼炉精炼后，需要将钢水铸造成不同类型、不同规格的钢坯。连铸工段就是将精炼后的钢水连续铸造成钢坯的生产工序，主要设备包括回转台、中间包、结晶器、拉矫机等。

连铸的目的：将钢水铸造成钢坯。

钢水浇铸是把温度和成分合格的钢水浇成钢锭（模铸）或铸坯（连铸）的一种工艺方法，浇铸过程就是控制钢水凝固而获得良好铸态组织的过程。通俗地说，就是把钢从液态变成固态的过程。浇铸分为模铸和连铸两种方式。液态钢水温度一般大于 1400 ℃，无论是模铸还是连铸都要与钢水打交道，都存在安全问题。

模铸又分为上铸法和下铸法两种。上铸法是将钢水从钢包通过钢锭模的上口直接注入模内形成钢锭。下铸法是将钢包中的钢水浇入中注管、流钢砖，钢水从钢锭模的下口进入模内，钢水在钢锭模内凝固，即得到钢锭。模铸法生产钢锭已有100多年的历史，目前在炼钢生产中仍然占有一定的位置，特别是一些特殊钢的生产仍在采用模铸法。但是，随着我国钢铁工业的不断发展，以及新技术的应用，连铸法取代模铸法已经成为必然趋势。

一、生产工艺

连铸机是连铸的主体设备，其类型很多。按结晶器断面形状不同，可分为方坯、板坯、圆坯、异型坯连铸机等；按铸机布置形式不同，可分为立式、立弯式、弧形、水平连铸机等。目前，连铸机以弧形居多，发展趋势是设备高度越来越低。

连铸设备主要由钢包及其回转台、中包及中包车、结晶器及其振动装置、二冷装置、扇形段、拉矫设备、火焰切割装置、打号或喷印装置、铸坯输送辊道等组成。

盛钢桶被放到连铸机上方，通过盛钢桶底部的长水口把钢水注入中间包，中间包水口的位置被预先调好对准下面的结晶器。当打开塞棒后，钢水就注入水冷的结晶器内。结晶器在注入钢水以前，底部用引锭头堵住，钢水进入结晶器后，四周在水冷结晶器壁的冷却下逐渐凝固成坯壳，底部与引锭头"咬合"在一起，当坯壳凝固到一定厚度时，拉矫机开始将引锭头连同坯壳一起从结晶器内拉出。钢水从中间包不断地注入结晶器，结晶器四周不断地被冷凝成坯壳，坯壳在结晶器内向下运动时不断增厚，而后被拉出结晶器。当铸坯从结晶器内进入二次冷却段时，铸坯中心部分是液体，受到二次冷却段喷嘴喷出的冷却水继续冷却，使中心部分的液体逐渐减少，坯壳厚度逐渐增加，铸坯从二次冷却段运行到拉矫机时，液芯基本上完全凝固了。若采用弧形结晶器，铸坯从结晶器到二次冷却段保持弧形，进入拉矫机后被矫直。矫直后的铸坯，被同步运行的切割机切成一定长度的铸坯，而后通过辊道输出。铸坯切成定尺后，还必须进行精整操作，以消除铸坯缺陷。铸坯的精整操作包括铸坯的冷却、标识、清理等。

二、职业病危害因素识别

1. 粉尘、烟尘

连铸系统产生的粉尘、烟尘较少，主要是在钢水浇铸到连铸机结晶器内结晶时，由于结晶器上部钢液表面加入了保护渣，会产生一定量的烟尘；有缺陷的连铸坯在修磨时会产生粉尘；拆除与修砌钢包、结晶器等的内衬时也会产生粉尘。

2. 噪声

连铸系统的主要噪声源来自各类泵和风机的运转，一般均为连续噪声。液压泵、真空泵、排蒸汽风机等设备在运行中的噪声范围一般为 90 ~ 105 dB(A)。

3. 高温、热辐射

连铸系统热辐射强度的高温作业区主要是浇铸平台，其次是铸坯切割区。连铸作业会产生热辐射，其辐射强度为 16.7 ~ 48.0 J/(cm² · min)。

4. 放射线

有的炼钢厂连铸结晶液面控制系统采用钴 - 60 或铯 - 137 放射源，从而产生放射性照射。

三、职业病危害因素控制措施

对于各种职业病危害因素应从工程技术、组织管理、健康监护和个体防护等四个方面采取防护措施。个别急性中毒事故应采取应急救援措施，并要求用人单位必须配备相应的应急救援设施。

1. 工程技术措施

工程技术措施是消除或降低职业病危害，预防职业病发生的根本措施。

1）噪声的控制措施

控制噪声应首先控制声源，选用低噪声的工艺与设备；对传播途径进行控制，如设置隔声墙、隔声罩，阻断产生噪声的设备对其他辅助工序的影响；车间墙上、屋顶进行适当的隔声和吸声处理，建立隔声操作室等；对各种风机、空压机、各种排气阀、放空阀和调压阀、排风机等产生气流噪声的设备安装隔声板，或进行隔声包扎，各种阀安装消声器；当管道与强震设备连接时，应采用柔性连接，对辐射强噪声管道宜布置在地下或采取阻尼、隔声和消声措施；离心式鼓风机应设独立基础，以便于楼板及操作平台分开，使震动不传到建筑物；给工人配备耳罩、头盔等个人防护用品。

2）高温的控制措施

炼钢、连铸车间下列场所应采用空调或其他降温措施：炉顶、炉前等高温场所的休息室，连铸机、其他高温场所的工人休息室。

大包、中间包浇钢等高温工作地点可采取局部通风降温措施（如喷雾送风、隔热等）。

应设置供含盐清凉饮料的专用房间和设施。

2. 组织管理措施

从组织管理上应加强职业病危害因素的管理，设立专兼职的职业卫生管理部门和人员。用人单位应建立、健全职业病危害因素的日常监测、结果公布及相应的管理制度，对作业场所空气中职业病危害因素的浓度或强度实施监控措施；超过国家卫生接触限值的工作场所，应立即采取防护措施；建立、健全个人使用的职业病防护用品的发放、使用、更新等的监督、检查制度；加强对各级、各类人员的职业病防护知识的培训，提高各级、各类人员的职业病防治工作能力，从而在组织管理上保证工作场所职业病危害因素的强度或浓度符合国家职业卫生标准的要求，控制和减少职业病危害的发生。

除采取上述组织管理措施外，对于存在职业病危害因素的作业场所、设备、化学品贮存场所应设置职业病危害警示标识。

3. 健康监护

根据《职业病防治法》的要求，对从事接触职业病危害因素的作业人员，用人单位应按照国务院卫生行政部门的规定组织上岗前、在岗期间和离岗时的职业健康检查。目的是发现职业禁忌证；确定是否可以从事接触职业病危害因素的作业；为今后定期检查或动态观察提供自身对比的基础资料；及时发现职业病患者；检出疑似患者，作为重点监护对象；对发现有职业禁忌证的患者，及时调离接触职业病危害因素的作业岗位；根据发病情况，对职业病危害作出卫生学评价；对职业病患者根据有关规定采取诊疗、康复、社会保障等措施，予以妥善安置。

4. 个体防护

产生职业病危害因素的作业场所，应尽量采用无毒代替有毒的生产工艺，或采用通风排毒设施，从源头控制或消除职业病危害。如尘毒危害得不到有效控制，作业场所空气中职业病危害因素超过国家职业卫生接触限值，则现场作业人员必须配备防护工作服、手套、面罩等个体防护用品。接触噪声的作业人员应佩戴耳塞、耳罩和隔声头盔等防护用品，接触有毒烟气的操作人员应配备个人防毒面具、报警装置等应急防护设备与用品。

第六节　轧　　　钢

从炼钢厂出来的钢坯还仅仅是半成品，必须到轧钢厂去进行轧制后，才能成为合格的产品。热轧后的成品分为钢卷和锭式板两种，经过热轧后的钢材厚度一般在几毫米，如果用户要求钢板更薄的话，还要经过冷轧。

连轧的目的：将连铸后的钢坯轧制成客户需要规格的钢材。

一、生产工艺

从炼钢厂送来的连铸坯，首先进入加热炉，然后经过初轧机反复轧制后，进入精轧机。轧钢属于金属压力加工，说简单点，轧钢板就像压面条，经过擀面杖的多次挤压与推进，面就越擀越薄。在热轧生产线上，轧坯加热变软，被辊道送入轧机，最后轧成用户要求的尺寸。轧钢是连续的不间断作业，钢带在辊道上运行速度快，设备自动化程度高，效率也高。从平炉出来的钢锭也可以成为钢板，但要经过加热和初轧开坯才能送到热轧线上进行轧制。工序改用连铸坯就简单多了，一般连铸坯的厚度为 150～250 mm，先经过除磷到初轧，经辊道进入精轧机，精轧机由 7 架 4 辊式轧机组成，机前装有测速辊和飞剪，切除板面头部。精轧机的速度可以达到 23 m/s。

热轧生产工艺流程：板坯由炼钢连铸车间的连铸机出坯辊道直接送到热轧车间板坯库，直接热装的钢坯送至加热炉的装炉辊道装炉加热，不能直接热装的钢坯由吊车吊入保温坑，保温后由吊车吊运至上料台架，然后经加热炉装炉辊道装炉加热，并留有直接轧制的可能。连铸板坯由连铸车间通过板坯上料辊道或板坯卸料辊道运入板坯库，当板坯到达入口点前，有关该板坯的技术数据已由连铸车间的计算机系统送到了热轧厂的计算机系统，并在监视器上显示板坯有关数据，以便工作人员进行无缺陷合格板坯的核对和接收。另外，通过过跨台车运来的人工检查清理后的板坯也需核对和验收，并输入计算机。进入板坯库的板坯，由板坯库计算机管理系统根据轧制计划确定其流向。

冷轧生产工艺流程：冷轧工艺简单地说就是将热轧来的原料板轧制成用户所要求的尺寸（板凸度）与形状（板形），同时满足性能（热处理）与表面质量（涂镀、精整）要求。冷轧是冶金行业的深加工工序，要求很高。冷轧工艺主要分为酸洗、多机架连轧机、热处理线（包括罩式炉和连退），单机架和双机架平整线，表面防腐处理的镀锌线、彩涂线及精整线等。此外，依据生产的产品不同还会有镀锌线、冷轧硅钢和彩涂线。冷轧是把热轧的板卷再次加工成具有高附加值的产品。

轧钢是将炼钢厂生产的钢锭与钢坯轧制成钢材的过程。它是一个物态形变与金相改变的物理过程（不过也可通过轧后特殊工艺化学处理环节，如脱碳、渗氮等来改善产品的使用性能），是在高温或常温状态下通过外力作用使金属坯料在压延设备的两个可回转孔隙中受压，沿延展方向产生塑性形变，获得各种产品的加工方法。

在从炼钢到钢坯的流程中，近年来国内已逐步淘汰了铸锭、初轧工序，大都采用了薄板坯连铸连轧生产线和连铸热连轧薄板生产线。现代轧钢技术正朝着高效节能、机组一体化的短流程方向发展，如炼钢连铸连轧生产线、棒线材一体化连续生产线、冷轧酸轧联机生产线以及带清洗及平整功能的冷轧连续退火生产线等。

轧钢的主要工艺流程是将钢锭或钢坯沿棒型材和板卷材两个工艺路径延伸。在棒型材方向，有各种牌号的工字钢、槽钢、角钢，各种型号的钢轨、异型钢等型材；各种直径的棒材、线材、螺纹钢建材以及各种规格的有缝、无缝等圆形勾异型管材。在板卷材方向，有门类齐全、用途广泛的中厚热轧板卷材；普、锌、锡、彩在内的冷轧带钢，高低牌号的取向与无取向冷轧硅钢等产品。

轧钢设备主要由原料供应设备、轧制设备、冷却设备、热处理设备、精整设备、后处理（探伤、热处理）设备、控制设备及公辅设备所构成。

二、职业病危害因素识别

轧钢作业职业病危害因素主要有高温、热辐射、噪声、毒物、放射线和粉尘等。

轧钢厂的高温、热辐射主要来自于各种均热炉、加热炉、退火炉等的加热过程和热钢坯（材）的传送过程；噪声大多来自于轧钢、钢坯（材）剪切等作业，声源多，分布面广；毒物主要来自于加热燃料的泄漏，钢坯（材）表面处理过程中使用的有毒物质，轧制机械润滑等使用的各种干油、稀油类等；放射性危害主要来自于钢坯、板材等厚度、分子物理性状的检测等；粉尘主要来自于热轧板卷的焊接、炉渣的处理、钢板的检查修磨；铅烟（尘）产生于热处理的淬火、钢丝绳生产过程中的铅锅、锌烟、铝尘等。

轧钢工艺产生的职业病危害因素、环节以及对健康的影响见表3-5。

表3－5　轧钢工艺产生的职业病危害因素、环节以及对健康的影响

序号	职业病 危害因素	环　节　（部　位）		对健康的影响
1	高温、热辐射	轧制原料	均热炉：连铸坯（钢锭）加热，监视仪表，调节煤气、空气，控制炉温 加热炉：装炉、装炉操作、温度调整、出炉、热定心、清渣	职业性中暑
		金属轧制	轧钢工：初轧压下、连轧横移、连轧操纵、连轧调整、型钢操纵、型钢轧钢、型钢调整、中板压下、中板拨钢机、热轧粗轧、热轧热卷箱、热轧精轧、热轧卷取、厚板主轧、厚板副轧、厚板控冷、厚板矫直、线材主控、线材粗轧、线材中轧、线材精轧、热锯操作等 轧钢备品；轧管工具	
		金属材料热处理	钢材热处理：装出炉、温度调整、矫直、剪切、司炉、铅锅、下线等	
		精整	轧钢精整：精整操纵、大型缓冷、大型翻钢	
2	噪声	轧制原料	连铸坯（钢锭）整理：使用气割等机具，处理钢锭、钢坯表面缺陷	噪声性耳聋、听力损伤
		金属轧制	冷轧管：冷轧 轧钢工：初轧压下、初轧推床、连轧横移、连轧操纵、连轧调整、型钢操纵、中板压下、中板拨钢机、热轧粗轧、热轧精轧、热轧卷取、厚板主轧、厚板控冷、厚板矫直、线材主控、线材粗轧、线材中轧、线材精轧、热锯操作、剪切操纵、定尺操纵、飞剪操纵、横剪操纵、主控横刀、横切操作	
		酸洗	酸洗工：冷轧主操作、冷轧调整	
		金属材涂层	镀锌工：冷轧主控操作、冷轧调整、冷轧镀锌、上下线	
		金属材料热处理	钢材热处理：矫直、剪切、冷床操纵	
		精整	轧钢精整：精整操纵、大型缓冷、大型翻钢、冷轧操作、冷轧调整、冷轧剪切、厚板组合剪、定尺剪切、矫直、切管修磨、钢坯清理、接手车丝、管体车丝、油管切管 重轨加工：四面压力桥、组合机床	
		金属材丝拉拔	冷拔管：锤头、操纵、拔管、矫直、精整 拉丝工：拉丝机、粗拉丝、精拉丝、精绕	
		钢丝绳制造	钢丝绳制造工：制绳、卷线、股绳机、合股机、扁绳	

冶金企业主要负责人与职业卫生管理人员

表 3-5（续）

序号	职业病危害因素	环节（部位）		对健康的影响
3	一氧化碳	轧制原料	均热：钢锭加热，监视仪表，调节煤气、空气，控制炉温 加热：装炉、装炉操作、温度调整、出炉、热定心、清渣 冷轧淬火：冷轧淬火操作及该区域检修	一氧化碳中毒、神经系统症状
		精整	重轨加工：淬火	
		金属材料热处理	钢材热处理：装出炉、温度调整、司炉、铅锅	
4	乙炔	轧制原料	钢锭（钢坯）整理：使用气割等机具，处理钢锭、钢坯表面缺陷 轧钢原料：火焰处理	乙炔中毒
5	锰及锰化合物、氮氧化物、臭氧	轧制原料	冷轧原料：热轧钢卷进行带钢冷轧前的焊接操作	急、慢性锰中毒，电焊工尘肺
		金属轧制	轧钢备品：锯片修磨	
		金属材丝拉拔	拉丝：拉丝机的焊接头	
6	盐酸、硫酸	酸洗	酸洗工：上料、酸洗、酸液配制、废酸处理、酸洗、串棒、酸洗吊车	急性盐酸中毒表现为黏膜刺激症状，严重者引起肺炎、肺水肿
		金属材丝拉拔	钢丝制品备品：配线	
7	氢氧化钠、氢氧化钾	金属材涂层	镀锌预处理段：碱洗处理操作	皮肤、黏膜刺激，化学灼伤
8	铬酸、铬酸盐、铬酐	金属材涂层	镀锌：钝化处理操作	急、慢性铬及化合物中毒
9	锌及其氧化物	金属材涂层	冷轧镀锌：锌锅、镀锌上下线、镀锌及锌锅温度 热镀锌：锌锅、镀锌上下线	锌烟热
10	铅及其氧化物	金属材料热处理	热处理工：钢绳铅浴锅的温度控制调节 钢丝拉拔：拉丝工 镀锌铝合金钢丝生产：淬火操作（铅液作为覆盖剂）	急、慢性铅中毒

表3-5（续）

序号	职业病危害因素	环 节 （部 位）		对健康的影响
11	氧化物	金属材涂层	彩涂：封闭处理槽	
12	甲苯、二甲苯	金属材涂层	彩涂：烘烤炉（挥发性溶剂） 钢坯、板、线材喷漆：表面喷漆操作	甲苯和二甲苯的急慢性中毒；皮肤的脱脂性改变
13	粉尘（金属）、氧化物烟尘、锰尘、锌烟等	轧制原料	加热工：清渣	尘肺（电焊工尘肺、其他尘肺等）
		金属轧制	轧钢工：清理铁皮等 轧钢备品工：热锯、组合机床锯片修磨、淬火、平整、焊齿、开齿等	
		金属材丝拉拔	拉丝工：磨模	
		金属轧制	轧钢工：轧制岗位、清除氧化铁皮操作	
14	电离辐射	金属轧制	精轧机出口：测厚仪	急、慢性射线病，皮肤病

三、职业病危害因素控制措施

对于各种职业病危害因素应从法律措施、组织管理措施、技术措施、卫生保健措施和个人防护措施五个方面采取防护措施。法律措施、组织管理措施、卫生保健措施和个人防护措施以及应急救援措施属于共性的防护措施。以下重点对技术措施进行介绍。

1. 噪声的控制措施

轧钢生产过程中产生噪声的生产工艺或设备应加强噪声的控制，如对轧钢机、各种设备的气动系统、鼓风机、煤气声压机、可控硅开关、空气压缩机等设备产生的噪声应采用消声器和隔声罩来进行防护，将工人接触部位的噪声强度降到国家标准限值以下。

2. 高温和粉尘的控制措施

在有人操作的加热炉平台、修磨等处设局部送风降温装置。
在受炽热金属直接辐射一侧的操作室等处安装隔热设施。

在成品、半成品修磨及热钢坯火焰清理等处设除尘装置，在酸、碱洗和涂、镀处设抽风或排烟等装置。

3. 毒物的控制措施

（1）生产过程中产生的大量毒物主要以烟尘、蒸气、雾等形式存在，目前一般采取抽风、排雾、净化、除尘等措施。以宝钢为例，宝钢冷轧厂在连续酸洗机组入口段夹送辊矫直机、张力拉伸矫直机和带钢焊接机等处，设有环隙喷吹带式除尘器；对酸洗槽、漂洗槽及循环槽等溢出的大量盐酸雾气，采用排气净化系统，使其排放浓度小于 $10~mg/m^3$。对于五机架冷轧机轧制过程中喷淋乳化液润滑剂时产生的大量雾气，采用排气净化系统，经机架间吸气口和排烟罩汇集后进行洗涤、分离，净化后排出室外，气体含油浓度约 $30~mg/m^3$；对于平整机在干平整时产生的粉尘，采用除尘器，经软管吸嘴送至水塔式分离器，分离氧化铁皮粉尘后排至大气；对于湿平整时产生的烟雾，经排烟罩、洗涤器、分离器后排入大气，使其含油浓度为 $20~mg/m^3$；对于连续退火机组，在清洗过程中产生的碱性雾气，采用空气净化系统净化后，气体浓度由风机入口的 $8~mg/m^3$ 降至出口的 $0.8~mg/m^3$；对于电镀锌机组生产过程中产生的含碱、酸气体，在机组工艺段分别设备自的废气净化系统；对于捆带机组的铅浴炉和干燥机产生的含铅、含碳气体，采用除尘通风系统，经空气洗涤机净化后排入大气；对于涂层机组的多处清洗槽及处理槽产生的碱性气体，采用两座焚烧炉烧掉烘烤炉排出的有害、易燃气体。

（2）对于各轧制工艺产生的特有毒物，例如修磨钢坯产生的金属粉尘，磨辊间产生的金属粉尘，电镀锌机产生的高价铬盐废水，涂层作业使用的有毒溶剂、涂层、镀层等，均需设置相应的通风除尘系统和通风排毒设备等加以防护。

4. 放射线防护

轧钢厂使用放射线测厚仪，应贯彻执行国家和原冶金部电离辐射及放射性同位素安全防护规程的有关规定。

第四章
冶金企业职业病危害防控措施

职业病危害因素的控制是"三级预防"中的第一级预防，旨在从根本上消除和控制职业病危害的发生，达到"本质安全"的目的，因此必须采取各种有效措施保证目标实现。

第一节　综　合　措　施

职业病危害因素的控制应采取综合措施：

（1）首先要依靠立法管理，严格执行《职业病防治法》和国家、地方、行业颁布的有关法规条例，根据单位情况制订制度和管理规程，实行监督管理，以保证控制措施的建立和实施。

（2）控制危害源头。在新建、改建、扩建和技术引进、技术改造的建设项目中，必须将控制职业病危害因素的措施列入规划，与主体工程同时设计、同时施工、同时投产使用，实行"三同时"管理。

（3）采取有效的工艺技术措施，将有害因素尽可能消除和控制在工艺流程和生产设备中，做到清洁生产。

（4）对目前技术和经济条件尚不能完全控制的职业病危害，要采取有针对性的卫生保健和个体防护措施，制订各项安全操作规程和职业安全卫生管理制度，加强安全卫生教育。

（5）对生产中使用的有毒原辅材料，应按照规定申报、登记、注册，详细记录该物质的标识、理化性质、毒性、危害、防护措施、急救预案等。

（6）对生产过程中的职业病危害和防护要求，应告知接触者，提高自身的保护能力。

（7）为劳动者创造安全舒适的作业环境，减少心理紧张和生理损害。

第二节　工　程　措　施

控制冶金企业作业场所中职业病危害因素的总目标是消除危害或尽可能降低其危害程度，以免危害工人。因此，通常采用操作控制的四条基本原则，从而有效消除或降低职业病危害因素的暴露，减少对人体的危害。操作控制的四条原则是：①取代，无毒代有毒，低毒代高毒；②隔离，隔离危险源或增大操作者与有害物之间的距离等；③通风，用全面通风或局部通风手段排除或降低有害物质如烟、气、气化物和雾在空气中的浓度；④使用个体防护用品。

一、工艺改革

防毒防尘的根本性措施是改革工艺，要尽量选用那些在生产过程中不产生有毒物质或将有毒物质消灭在生产过程中的工艺流程。用无毒或低毒物质取代高毒物质，例如对新型碱蚀添加剂与碱蚀工艺的改进。传统的铝型材碱蚀工艺已沿用了100多年，该工艺存在铝耗高、碱耗高、环境污染大和职业危害严重等缺点，近年来逐渐被酸蚀工艺所取代，其具有铝耗低、整平效果好、砂面细腻等特点。但酸蚀时因逸出氟化物而污染作业环境，采用新型碱蚀添加剂与碱蚀工艺后，氟化物危害明显得到控制。

二、密闭或隔离

密闭是防止有毒物质外泄的有效措施，此方法是将加工设备封闭起来，以便限制空气污染扩散到工作区，此外还可以隔断明火、热源或燃料而减少危险。隔离操作就是把操作工与生产设备隔离开，如将毒害严重的设备放置在隔离室内，用抽排风使之保持负压状态，使有毒物质不能外溢；或把仪表、自控系统放在隔离室内送风保持正压，使有毒物质不能进入。目前大多数冶金企业通过改进工艺，对尘源进行了密闭化控制，从而减少了有害因素的危害。

三、通风

通风是控制工业有害物、防尘、防毒、防暑降温的主要技术措施，主要作用在于把生产活动中污染的空气排出，把清洁空气送入，以保证劳动者生产环境所需的劳动条件合乎要求，保护劳动者身体健康。

通风按工作动力可分为机械通风、自然通风，按组织换气原则可分为全面通风、局部通风、混合通风。

全面通风也称稀释通风，其原理是向作业场所提供新鲜空气，以达到冲稀污染物或易燃气体浓度的目的。提供新鲜空气的方式主要是采用自然通风和机械通风。采用全面通风时，在厂房设计阶段就要考虑空气流向等因素（图4-1）。由于全面通风的目的不是消除污染物，而是将污染物分散稀释，从而降低其浓度，所以全面通风仅适用于低毒性、无腐蚀性污染物存在的场合，且污染物使用量不能大。

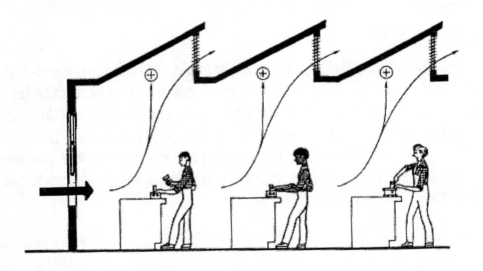

图4-1 合理的建筑通风设计

局部排风系统由吸风（吸尘或吸气）罩、风道、除尘或净化设备和风机组成，每一部分设计、选型正确合理与否，均会影响系统的效果。

1. 吸风罩

（1）在不影响操作与检修的情况下，尽量密闭。

（2）尽量设置在尘毒发生源处，减少开口面积，控制尘毒扩散。

（3）形状和大小应有利于尘毒捕集，罩口面积不小于扩散区水平面积。

（4）吸入风流一般与扩散方向一致，避免污染物通过个人呼吸区。

（5）吸风罩排气应均匀。

（6）吸尘罩的结构、材料、控制风速与吸风罩不同：材料稍厚，容积加大，增设灰斗、清灰口、分离器，必要时加防腐层，控制风速较大。

2. 风道

（1）不得将混合后能引起爆炸的物质联成一个系统。

（2）不同目的排气不能联成一个系统。

（3）与工艺和建筑配合，缩短管线，少占空间，便于安装检修。

（4）考虑防爆要求，使管道中可燃物限制在爆炸浓度以下，采用防爆风机等防火、防爆措施。

（5）防风道应防止堵塞：采用圆形截面风道，垂直或倾斜安装（>50°），水平风道不宜过长，保持足够流速，设清灰孔，最小直径大于 100 mm。

（6）必要时采取防腐措施。

（7）保持支风道间阻力平衡，吸尘（毒）点不宜过多。

（8）减少风道阻力：弯头曲率半径应稍大，避免直角连接；变径管用渐扩或渐缩部件；三通管连接不能用 T 形管；风机出口弯头避免采用反向连接。

3. 风机

轴流式风机适用于所需风量大，系统阻力较小的场合。离心式风机适用于所需风量较小，系统阻力较大的场合。

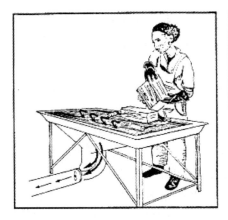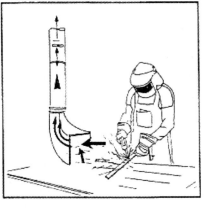

图 4-2　局部通风方法

图 4 - 2 显示了两种类型的局部通风例子，左图为污染物在到达工人呼吸带之前已被抽进工作台下方，右图为焊接的烟雾被抽进排风系统。使用局部通风时，吸尘罩应尽可能地接近污染源，否则，通风系统中风扇所产生的吸力将被减弱，以至于不能有效地捕集扬尘点所散发的烟尘。对装好的通风系统，要经常性地加以维护和保养，使其有效发挥作用。目前，局部通风已在多种场合应用，起到了有效控制有害物质（如铅烟、石棉尘和有机溶剂）的作用。

4. 除尘器、净化器

含尘毒的空气应通过净化处理或回收、综合利用，净化后排出的气体必须符合国家废气排放标准要求。除尘器、净化器选择标准参考处理物质、生产工艺等。

第三节 个 体 防 护

一、个体防护用品的概念及分类

（一）个体防护用品的概念

个体防护是在生产条件无法消除各种危险和职业病危害因素的情况下，为保障从业人员的安全与健康所设置的最后一道防线。个体防护用品是指从业人员在劳动中为防御物理、化学、生物等外界因素伤害所穿戴、配备以及涂抹、使用的各种物品的总称。人类在生产过程中存在各种危险和有害因素，概括起来主要分为三类。

（1）化学性因素，如有毒气体、有毒液体、有毒性粉尘与气溶胶、腐蚀性液体等。

（2）物理性因素，如噪声、震动、静电、触电、电离辐射、非电离辐射、物体打击、坠落、高温液体、高温气体、明火、恶劣气候作业环境（高温、低温、高湿）、病毒（森林脑炎病毒）、传染病媒介物等。

（3）生物性因素，主要包括生产原料和作业环境中存在的对职业人群产生有害作用的致病微生物、寄生虫、动植物等及其所产生的生物活性物质。

生产和生活中存在各种危险和有害因素，会伤害人的身体、损害健康，甚至危及生命。因此，应采取技术措施和个体防护措施保障人的安全和健康。必

冶金企业主要负责人与职业卫生管理人员

须配备合格的产品，保证选型正确、维护得当，并充分考虑个体防护用品的舒适性，使得员工愿意佩戴、正确使用，也应当定期更新与检修，这样才能更好地保护从业人员的健康。

需要指出的是，个体防护用品只是劳动防护的最后一道防线。个体防护用品的配备和使用，不能替代作业环境和劳动条件的根本性改善措施（如材料、工艺的改进，工程技术措施，管理措施等），不能成为逃避采取根本性措施或降低根本性措施实施力度的借口或依靠。

（二）个体防护用品的分类

个体防护用品的种类很多，由于各部门和使用单位对个体防护用品要求不同，分类方法也不一样。生产个体防护用品的企业和商业采购部门，通常按原材料分类，以利安排生产，组织进货。个体防护用品商店和使用单位为便于经营和选购，通常按防护功能分类。而管理部门和科研单位，从劳动卫生学角度，通常按防护部位分类。我国对个体防护用品采用以人体防护部位为法定分类标准（《个体防护用品分类与代码》），共分为九大类。既保持了个体防护用品分类的科学性，同国际分类统一，又照顾了个体防护用品防护功能和材料分类的原则。

1. 按用途分类

（1）以防止伤亡事故为目的安全防护用品。主要包括：防坠落用品，如安全带、安全网等；防冲击用品，如安全帽、防冲击护目镜等；防触电用品，如绝缘服、绝缘鞋、等电位工作服等；防机械外伤用品，如防刺、割、绞碾、磨损用的防护服、鞋、手套等；防酸碱用品，如耐酸碱手套、防护服和靴等；耐油用品，如耐油防护服、鞋和靴等；防水用品，如胶制工作服、雨衣、雨鞋和雨靴、防水保险手套等；防寒用品，如防寒服、鞋、帽、手套等。

（2）以预防职业病为目的的劳动卫生防护用品。主要包括：防尘用品，如防尘口罩、防尘服等；防毒用品，如防毒面具、防毒服等；防放射性用品，如防放射性服、铅玻璃眼镜等；防热辐射用品，如隔热防火服、防辐射隔热面罩、电焊手套、有机防护眼镜等；防噪声用品，如耳塞、耳罩、耳帽等。

2. 按人体防护部位分类

1）头部防护用品

头部防护用品是为防御头部不受外来物体打击和其他因素危害而配备的个

体防护装备。根据防护功能要求，主要有一般防护帽、防尘帽、防水帽、防寒帽、安全帽、防静电帽、防高温帽、防电磁辐射帽、防昆虫帽等九类产品。

2）呼吸器官防护用品

呼吸器官防护用品是为防御有害气体、蒸气、粉尘、烟、雾经呼吸道吸入，或直接向使用者供氧（或清洁空气），保证尘、毒污染或缺氧环境中作业人员正常呼吸的防护用具。呼吸器官防护用品主要分为防尘口罩和防毒口罩（面具）两类，按功能又可分为过滤式和隔离式两类。

3）眼面部防护用品

眼面部防护用品是预防烟雾、尘粒、金属火花和飞屑、热、电磁辐射、激光、化学飞溅物等因素伤害眼睛或面部的个体防护用品。眼面部防护用品种类很多，根据防护功能，大致可分为防尘、防水、防冲击、防高温、防电磁辐射、防射线、防化学飞溅、防风沙、防强光九类。目前我国普遍生产和使用的眼面部防护用品主要有焊接护目镜和面罩、炉窑护目镜和面罩以及防冲击眼护具等三类。

4）听觉器官防护用品

听觉器官防护用品是能防止过量的声能侵入外耳道，使人耳避免噪声的过度刺激，减少听力损失，预防由噪声对人身引起的不良影响的个体防护用品。听觉器官防护用品主要有耳塞、耳罩和防噪声头盔等三类。

5）手部防护用品

手部防护用品是具有保护手和手臂功能的个体防护用品。通常称为劳动防护手套。手部防护用品按照防护功能分为十二类，即一般防护手套、防水手套、防寒手套、防毒手套、防静电手套、防高温手套、防 X 射线手套、防酸碱手套、防油手套、防振手套、防切割手套、绝缘手套。每类手套按照制作材料不同又分为多种。

6）足部防护用品

足部防护用品是防止生产过程中有害物质和能量损伤劳动者足部的护具，通常称为劳动防护鞋。足部防护用品按照防护功能分为防尘鞋、防水鞋、防寒鞋、防足趾鞋、防静电鞋、防高温鞋、防酸碱鞋、防油鞋、防烫脚鞋、防滑鞋、防刺穿鞋、电绝缘鞋、防振鞋等十三类，每类鞋根据材质不同又分为多种。

7）躯干防护用品

躯干防护用品就是通常讲的防护服。根据防护功能，防护服分为一般防护服、防水服、防寒服、防砸背心、防毒服、阻燃服、防静电服、防高温服、防电磁辐射服、耐酸碱服、防油服、水上救生衣、防昆虫服、防风沙服等十四类，每一类又可根据具体防护要求或材料分为不同品种。

8）护肤用品

护肤用品是用于防止皮肤（主要是面、手等外露部分）免受化学、物理等因素危害的个体防护用品。按照防护功能，护肤用品分为防毒、防腐、防射线、防油漆及其他类。

9）防坠落用品

防坠落用品是指防止人体从高处坠落的整体及个体防护用品。个体防护用品是通过绳带，将高处作业者的身体系接于固定物体上；整体防护用品是在作业场所的边沿下方张网，以防不慎坠落，主要有安全网和安全带两种。安全网是应用于高处作业场所边侧立装或下方平张的防坠落用品，用于防止及挡住人和物体坠落，使操作人员避免或减轻伤害的集体防护用品。安全网根据安装形式和目的分为立网和平网。安全带按使用方式分为围杆安全带和悬挂、攀登安全带两类。

二、个体防护用品的选用原则及防护性能

1. 基本原则

个体防护用品选择得正确与否，关系到其防护性能的发挥和劳动者生产作业的效率两个方面。一方面，选择的个体防护用品必须具备充分的防护功能；另一方面，其防护性能必须适当，因为劳动防护用具操作的灵活性、使用的舒适度与其防护功能之间，具有相互影响的关系。

2. 个体防护用品的防护性能

常用个体防护用品及其防护性能见表4-1。

表4-1　常用个体防护用品及其防护性能

种类	编号	名　　称	防　护　性　能
头部防护	A01	工作帽	防头部擦伤，防头发被绞碾
	A02	安全帽	防御物体对头部造成冲击、刺穿、挤压等伤害
	A03	披肩帽	防止头部、脸和脖子被散发在空气的微粒污染

表 4-1（续）

种类	编号	名　称	防　护　性　能
呼吸器官防护	B01	防尘口罩	用于空气中含氧 19.5% 以上的粉尘作业环境，防止吸入一般性粉尘，防御颗粒物等危害呼吸系统或眼面部
	B02	过滤式防毒面具	利用净化部件的吸附、吸收、催化或过滤等作用除去环境空气中有害物质后作为气源的防护用品
	B03	长管式防毒面具	使佩戴者呼吸器官与周围空气隔绝，并通过长管得到清洁空气供呼吸的防护用品
	B04	空气呼吸器	防止吸入对人体有害的毒气、烟雾、悬浮于空气中的有害污染物或在缺氧环境中使用
眼面部防护	C01	一般防护眼镜	戴在脸上并紧紧围住眼眶，对眼起一般的防护作用
	C02	防冲击护目镜	防御铁屑、灰砂、碎石对眼部产生的伤害
	C03	防放射性护目镜	防御 X 射线、电子流等电离辐射对眼部的伤害
	C04	防强光、紫（红）外线护目镜或面罩	防止可见光、红外线、紫外线中的一种或几种对眼的伤害
	C05	防腐蚀液眼镜/面罩	防御酸、碱等有腐蚀性化学液体飞溅对人眼/面部产生的伤害
	C06	焊接面罩	防御有害弧光、熔融金属飞溅或粉尘等有害因素对眼睛、面部的伤害
听觉器官防护	D01	耳塞	防止暴露在强噪声环境中的工作人员的听力受到损伤
	D02	耳罩	适用于暴露在强噪声环境中的工作人员，以保护听觉、避免噪声过度刺激，在不适合戴耳塞时使用。一般在噪声大于 100 dB(A) 时使用
手部防护	E01	普通防护手套	防御摩擦和脏污等普通伤害
	E02	防化学品手套	具有防毒性能，防御有毒物质伤害手部
	E03	防静电手套	防止静电积聚引起的伤害
	E04	耐酸碱手套	用于接触酸（碱）时戴用，免受酸（碱）伤害
	E05	防放射性手套	具有防放射性能，防御手部免受放射性伤害
	E06	防机械伤害手套	保护手部免受磨损、切割、刺穿等机械伤害
	E07	隔热手套	防御手部免受过热或过冷伤害
	E08	绝缘手套	使作业人员的手部与带电物体绝缘，免受电流伤害
	E09	焊接手套	防御焊接作业的火花、熔融金属、高温金属辐射对手部的伤害

表 4-1（续）

种类	编号	名　称	防　护　性　能
足部防护	F01	防砸鞋	保护脚趾免受冲击或挤压伤害
	F02	防刺穿鞋	保护脚底，防足底刺伤
	F03	防水胶靴	防水、防滑和耐磨的胶鞋
	F04	防寒鞋	鞋体结构与材料都具有防寒保暖作用，防止脚部冻伤
	F05	隔热阻燃鞋	防御高温、熔融金属火化和明火等伤害
	F06	防静电鞋	鞋底采用静电材料，能及时消除人体静电积累
	F07	耐酸碱鞋	在有酸碱及相关化学品作业中穿用，用各种材料或复合型材料做成，保护足部，防止化学品飞溅所带来的伤害
	F08	防滑鞋	防止滑倒，用于登高或在油渍、钢板、冰上等湿滑地面上行走
	F09	绝缘鞋	在电气设备上工作时作为辅助安全用具，防触电伤害
	F10	焊接防护鞋	防御焊接作业的火花、熔融金属、高温辐射对足部的伤害
	F11	防护鞋	具有保护特征的鞋，用于保护穿着者免受意外事故引起的伤害，装有保护包头
躯干防护	G01	一般防护服	以织物为面料，采用缝制工艺制成，起一般性防护作用
	G02	防静电服	能及时消除本身静电积聚危害，用于可能引发电击、火灾及爆炸危险场所穿用
	G03	阻燃防护服	用于作业人员从事有明火、散发火花、在熔融金属附近操作有热辐射和对流热的场合和在易燃物质并有着火危险的场所穿用，在接触火焰及炙热物体后，一定时间内能阻止本身被点燃、有焰燃烧和阴燃
	G04	化学品防护服	防止危险化学品的飞溅和与人体接触对人体造成的伤害
	G05	防尘服	以透气性织物或材料制成，防止一般性粉尘对皮肤的伤害，能防止静电积聚
	G06	防寒服	具有保暖性能，用于冬季室外作业人员或常年低温作业环境人员的防寒
	G07	防酸碱服	用于从事酸碱作业人员穿用，具有防酸碱性能
	G08	焊接防护服	用于焊接作业，防止作业人员遭受熔融金属飞溅及其热伤害
	G09	防水服（雨衣）	以防水橡胶涂覆织物为面料，防御水透过和漏入
	G10	防放射性服	具有防放射性性能，防止放射性物质对人体的伤害
	G11	绝缘服	可防 7000 V 以下高电压，用于带电作业时的身体防护
	G12	隔热服	防止高温物质接触或热辐射伤害

第四章　冶金企业职业病危害防控措施

表 4-1（续）

种类	编号	名　　称	防 护 性 能
坠落防护	H01	安全带	用于高处作业、攀登及悬吊作业，保护对象为体重及负重之和最大 100 kg 的使用者，可以减小高处坠落时产生的冲击力，防止坠落者与地面或其他障碍物碰撞，有效控制整个坠落距离
	H02	安全网	用来防止人、物坠落，或用来避免、减轻坠落物及物击伤害

三、冶金企业主要的个体防护用品

1. 防护口罩

口罩的作用是防止有害化学物质通过呼吸系统进入人体。在选择防护口罩时应考虑下列因素：①污染物的性质；②作业场所污染物可能达到的最高浓度；③舒适性；④适合工种的性质，且能消除对健康的危害；⑤适合工人的脸型，能保证佩戴严密，防止漏气。

防护口罩主要分为自吸过滤式和送风隔离式两种类型。

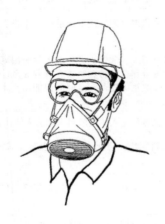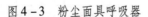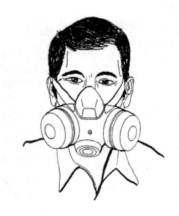

图 4-3　粉尘面具呼吸器　　　　图 4-4　半面罩式滤毒盒式呼吸器

自吸过滤式防护口罩净化空气的原理是吸附或过滤空气，使空气中的有害物质不能通过口罩，保证进入呼吸系统的空气是净化过的。口罩中的净化装置是由滤膜或吸附剂组成的，滤膜用来滤掉空气中的粉尘（图 4-3），吸附剂用来吸附空气中的有害气体、雾、蒸气等（图 4-4）。这些防护口罩又可分为半面式和全面式，半面式用来遮住口、下巴、鼻；全面式可遮住整个面部包括眼。没有哪一种防护口罩是万能的，能防护所有的有害物质。不同性质的有害物质需要选择不同的过滤材料和吸附剂。为了取得最佳防护效果，正确选择防护口罩至关重要，可以从防护口罩生产厂家获得这方面信息。

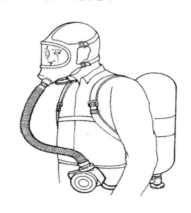

送风隔离式防护口罩是使人的呼吸道与被污染的作业环境中的空气隔离，通过导气管或空气压缩机将未被污染场所的新鲜空气送入防护口罩或通过导管将便携式气瓶内的压缩空气、液化空气或氧气送入防护口罩，对使用者能够提供最有效的防护。图4-5所示的呼吸器（SCBA），其面罩常设计为全面罩。

图4-5　自给式呼吸器（SCBA）

为了确保防护口罩的使用效果，必须培训工人如何正确佩戴、保管和维护所使用的防护口罩。佩戴一个未正确保养的防护口罩比不佩戴防护口罩更危险。

2. 其他个体防护用品

为了防止由于化学物质的溅射以及化学尘、烟、雾、蒸气等所导致的眼和皮肤伤害，也需要使用适当的防护用品或护具。

眼面部护具主要有安全眼镜、护目镜（图4-6）以及用于防护腐蚀性液体、固体和蒸气对面部产生伤害的面罩（图4-7）。

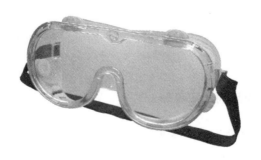

图4-6　用于保护眼睛的护目镜

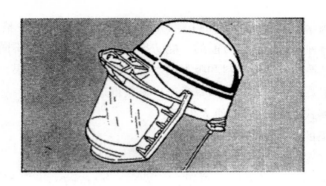

图4-7　用于保护眼睛及面部的面罩

用抗渗透材料制作的防护手套、围裙、靴和工作服，可用来消除与化学毒物接触对皮肤产生的伤害。用于制造这类防护用品的材料很多，作用不同，正确选择很重要。如棉布手套、皮革手套主要用于防灰尘，橡胶手套主要用于防腐蚀性物质。

四、冶金企业劳动防护用品选用及配备

《个体防护装备选用规范》（GB/T 11651—2008）、《个体防护装备配备基本要求》（GB/T 29510—2013）等国家标准，对劳动防护用品的选用、基本配备以及使用和报废进行了详细规定。

企业应组织生产、安全等管理部门的人员以及其他相关人员，对企业进行全面的危险、有害因素辨识，识别作业过程中的潜在危险、有害因素，确定进行各种作业时危险、有害因素的存在形态、分布情况等，并为作业人员选择配备相应的劳动防护用品；且所选用的劳动防护用品的防护性能应与作业环境存在的风险相适应，能满足作业安全的要求。劳动防护用品选用程序如图4-8所示。

五、个体防护用品的使用管理

1. 建立个体防护用品配备标准

用人单位应根据不同的生产环境、工种，为作业人员配备相应的个体防护用品，明确发放周期，并根据发放标准配备，组织采购。

2. 个体防护用品的采购、验收

（1）要求生产厂商提供工业产品生产许可证、安全生产许可证，并尽可能得到原件，留存复印件。

（2）每件特种个体防护用品上应有生产厂商所在的省级个体防护用品监督检验机构发放的安全鉴定证。

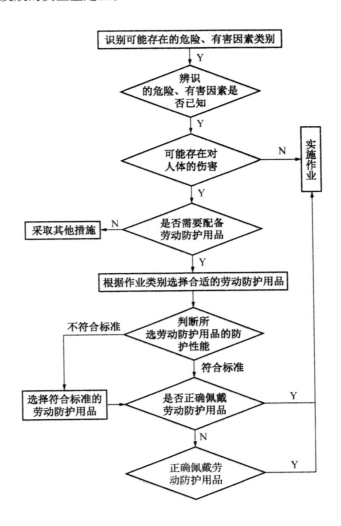

图4-8　劳动防护用品选用程序

（3）每件产品上应有产品合格证。产品合格证上至少提供以下信息：产品名称或产品标记、制造厂名、规格型号、生产日期、许可证编号。

（4）省级个体防护用品监督检验机构出具的与生产日期相符的批量检验报告或监督检查报告原件，留存复印件。

（5）经营单位应有省级安全生产监督管理部门统一核发的特种个体防护用品定点销售证书，否则为非法经营单位。

3. 个体防护用品的发放

（1）清楚地标出需要佩戴个体防护用品的场所。在生产作业现场，作出需要使用个体防护用品的标记或布置相应安全标志，有助于从业人员养成自觉使用个体防护用品的习惯。

（2）为从业人员提供具有足够防护能力的个体防护用品。识别每个场所的危害类型；确保使用正确类型的防护用品来防护工作场所的职业病危害；提供足够数量和正确类型的个体防护用品。

（3）选择适宜的易于维修的个体防护用品：选用的个体防护用品不仅要提供最好的防护功能，而且要使佩戴者感到舒适，并且易维护。使用不合适的个体防护用品将给使用者一种错误的安全感，这是很危险的，应避免。

4. 个体防护用品的使用

（1）企业应建立个体防护用品管理档案，并建立从业人员个体防护用品配发表。

（2）从业人员应按要求配备个体防护用品，上岗作业时应按要求正确穿（佩）戴个体防护用品。

（3）企业应定期对从业人员进行个体防护用品的正确佩戴和使用培训，保证从业人员 100% 正确使用。

（4）临时工、外来务工及参观、学习、实习等人员应按照规定穿（佩）戴个体防护用品。外来人员进入现场由企业提供符合安全要求的个体防护用品，或由企业与进入现场的单位签订相关协议，明确应配备使用的个体防护用品，并要求进入现场的人员正确穿着或佩戴。

（5）个体防护用品应在有效期内使用，对已不能起到有效防护作用的个体防护用品应及时更换；禁止使用过期和报废的个体防护用品。

5. 个体防护用品的使用期限和报废管理

1）使用期限

个体防护用品的使用期限与作业场所环境、个体防护用品使用频率、个体防护用品自身性质等多方面因素有关。一般来说，使用期限应考虑以下三个方面的影响：

（1）腐蚀程度。根据不同作业对个体防护用品的磨损可划分为重腐蚀作业、中腐蚀作业和轻腐蚀作业。腐蚀程度反映了作业环境和工种使用情况。

（2）损耗情况。根据防护功能降低的程度可分为易受损耗、中等受损耗和强制性报废。受损耗情况反映了防护用品的防护性能情况。

（3）耐用性能。根据使用周期可分为耐用、中等耐用和不耐用。耐用性能反映了个体防护用品的材质状况，如用耐高温阻燃纤维织物制成的阻燃防护服要比用阻燃剂处理的阻燃织物制成的阻燃防护服耐用。

2）报废管理

（1）个体防护用品的报废应按照个体防护用品的报废程序进行。

（2）符合下述条件之一的个体防护用品应报废：①个体防护用品在使用或保管储存时遭到破损或变形，影响防护功能的；②个体防护用品达到报废期限的；③所选用的个体防护用品经定期检验或抽查不合格的；④使用说明中规定的其他报废条件。

（3）对国家规定应进行定期强检的个体防护用品，如绝缘鞋、绝缘手套等，应按有效防护功能最低指标和有效使用期的要求实行强制定检；检测应委托具有检测资质的部门完成，并出具检测合格报告；对国家未规定应定期强检的个体防护用品，如安全帽、防护镜、面罩、安全带等，应按有效防护功能最低指标和有效使用期的要求对同批次的个体防护用品定期进行抽样检测。检测合格的方可继续使用，不合格的予以报废处理。

（4）报废后的个体防护用品应立即封存，建立封存记录，并采取妥善措施予以处理。

第五章
冶金企业职业卫生管理要求和措施

《职业病防治法》和《工作场所职业卫生监督管理规定》等国家法律法规规章对企业职业卫生管理进行了总体要求，本章主要是依据国家法律法规，结合冶金生产工艺以及职业病危害的特点和分布状况，对职业病防治工作中各环节的具体要求进行阐述。

第一节　对冶金企业职业卫生管理的总体要求

2012 年国家安全生产监督管理总局制定并颁布了《工作场所职业卫生监督管理规定》（国家安全生产监督管理总局令第 47 号）（以下简称《规定》）。《规定》共 5 章 61 条，对用人单位有关责任条款进行了细化，规定如下：

用人单位应当加强职业病防治工作，为劳动者提供符合法律、法规、规章、国家职业卫生标准和卫生要求的工作环境和条件，并采取有效措施保障劳动者的职业健康。

用人单位是职业病防治的责任主体，并对本单位产生的职业病危害承担责任。

用人单位的主要负责人对本单位的职业病防治工作全面负责。

第二节　冶金企业职业卫生管理职责

一、组织机构及职责

职业卫生管理首先要有组织上的保障。所谓组织保障，指的是企业内部职业卫生管理机构和职业卫生管理人员两方面的保障。

（一）组织机构和人员

《工作场所职业卫生监督管理规定》第八条规定，职业病危害严重的用人单位，应当设置或者指定职业卫生管理机构或者组织，配备专职职业卫生管理人员，负责本单位的职业病防治工作。

按照《建设项目职业病危害风险分类管理目录（2012年版）》（安监总安健〔2012〕73号）的规定，冶金行业属于严重职业病危害的项目，因此冶金企业必须设置或者指定职业卫生管理机构或者组织，配备专职职业卫生管理人员，负责职业卫生管理体系的建立和运行。

职业卫生管理机构或组织是指从事企业内部职业病防治管理工作的职能部门，由企业主要负责人和安监、人事、财务等有关部门负责人及员工代表组成，负责企业职业病防治工作规划的制定及实施。

职业卫生管理人员是指具备职业病防治专业知识、工作经历或取得执业医师资格的内部人员。企业应按照国家法律法规要求配备专职职业卫生管理人员，对本企业的职业病防治工作提供技术指导和管理。

（二）职责

1. 职业卫生管理组织或机构的职责

职业卫生管理组织或机构可下设具体监督实施部门，多数由安全管理部门承担，负责职业卫生管理具体措施的监督实施。职业卫生管理组织或机构主要职责如下：

（1）制定职业卫生工作方针。

（2）制定职业卫生管理工作计划，明确职业病防治目标及量化的指标，并组织实施。

（3）组织对员工进行职业病防治教育培训，以及对个人职业病防护用品使用情况进行监督。

（4）制定职业病危害因素识别、评价及控制人员的职责、义务和权利，并告知员工。

（5）制定有效的职业病防治方案，以识别、控制、减少和消除职业病危害及相关职业病。

（6）监督管理和评估本单位的职业病防治工作。

（7）负责工作场所职业病危害因素的监测和员工职业健康监护。

2. 专职职业卫生管理人员的职责

专职职业卫生管理人员的职责如下：

（1）参与制定年度职业卫生工作目标、方针和计划。

（2）制定职业卫生管理制度。

（3）对员工进行职业病防治知识和技能的教育培训。

（4）负责本企业职业卫生档案的建立。

（5）负责职业病危害项目的申报。

（6）负责统筹安排、督促相关部门做好职业卫生各项工作。

（7）负责企业年度各项职业卫生工作的监督检查。

（8）参与建设项目的职业病防护设施的设计审查、竣工验收。

（9）编制职业病危害事故应急救援预案。

3. 企业主要负责人职业病防治工作的职责

企业职业病防治工作必须由主要负责人负责，因为只有主要负责人才能有效调动和使用本单位所有资源，协调各部门之间的关系，各项职业病防治措施落实才能有保证，《职业病防治法》和《工作场所职业卫生监督管理规定》等法律法规中都有"用人单位的主要负责人对本单位的职业病防治工作全面负责"的要求，企业主要负责人职业病防治工作职责如下：

（1）建立健全职业病防治责任制。

（2）组织制定职业卫生管理制度和操作规程。

（3）设置职业病防治管理机构并配备专职职业卫生管理人员。

（4）保证职业病防治资金的有效实施，依法履行建设项目职业病防护设施与主体工程同时设计、同时施工、同时投入生产和使用的规定。

（5）督促检查职业病防治工作的开展情况，组织对职业病危害因素的控制、治理，积极消除职业病。

（6）组织开展职业卫生教育培训、职业健康监护工作。

（7）组织编制职业卫生应急救援预案，并积极进行演练。

（8）及时、如实报告职业病事故。

企业除应建立主要负责人职业病防治工作职责以外，还要根据企业机构设置、员工数量和职业病危害种类、水平以及分布情况，建立分管负责人、部门负责人以及岗位操作员工等各层级的职业病防治职责，形成从上至下有分解、从下至上有依托的职业病防治体系，保证职业病防治工作的各项措施得到充分落实。

冶金企业主要负责人与职业卫生管理人员

二、职业卫生教育培训

由于冶金企业职业病危害因素复杂、多样，加强对冶金企业员工的职业健康教育培训，提高对作业过程中职业病危害因素的辨识、预防、控制和应急处置能力，是有效预防、控制和减少各类职业病的重要措施。

企业职业卫生教育培训对象主要包括主要负责人、职业卫生管理人员、在岗员工、新入厂员工和转岗员工。

企业应根据本单位实际情况合理制定职业卫生培训计划，按照计划开展培训，职业卫生培训记录及存档工作要有专人负责保管，存档内容包括培训通知、教材、试卷、考核成绩、影像资料等。

企业主要负责人及职业卫生管理人员负责本企业的职业卫生培训工作。

1. 主要负责人培训内容

企业主要负责人应接受职业卫生教育培训，以具备相应的职业卫生知识和管理能力，才能对本单位的职业病防治工作全面统筹、安排。企业主要负责人职业卫生培训内容主要包括：

（1）国家职业病防治方针、政策。

（2）国家和地方职业卫生相关法律、法规、规章及国家职业卫生标准。

（3）职业病危害的预防和控制基本知识。

（4）职业病危害基本防护知识。

（5）职业卫生管理相关知识。

（6）职业病事故报告、处理相关规定及应急救援知识。

2. 职业卫生管理人员培训内容

企业职业卫生管理人员是本企业职业卫生工作的主要执行者，要监督本单位职业卫生法律法规执行情况，对工作场所（地点）中存在的职业病危害因素控制提供技术指导。因此，对职业卫生管理人员的素质要求也就要高，职业卫生管理人员要接受职业卫生教育培训，具备相应的职业病防治理论知识和操作技能，才能对本单位的职业卫生管理工作提供技术支持。职业卫生管理人员培训内容主要包括：

（1）国家职业病防治方针、政策。

（2）国家和地方职业卫生相关法律、法规、规章及国家职业卫生标准。

（3）职业病危害的预防和控制基本知识。

（4）职业病危害基本防护知识。

（5）职业卫生管理相关知识及国内外冶金企业先进的职业卫生管理经验。

（6）职业病事故统计、报告及调查处理方法。

（7）职业病应急救援预案的编制和应急救援知识。

3. 员工职业卫生培训内容

定期对员工进行职业卫生教育培训，提高员工的职业病危害辨识能力、防护意识和实际操作技能，自觉遵守职业卫生管理制度和操作规程，抵制违反职业病防治法律法规的行为，是企业实现职业病防控目标的有力保障，同时也是员工职业健康知情权的体现。在岗期间员工职业卫生培训内容主要包括：

（1）国家职业病防治方针、政策。

（2）国家和地方职业卫生相关法律、法规、规章及国家职业卫生标准。

（3）企业制定的职业卫生管理制度和岗位操作规程。

（4）工作场所（地点）主要职业病危害因素的辨识。

（5）个人职业病防护用品的使用和维护。

（6）职业病危害事故应急救援知识。

（7）国内外冶金企业典型职业病事故案例。

（8）所享有的职业卫生权利和义务。

4. 新入厂员工职业卫生培训内容

新员工在入职前应进行上岗前职业卫生教育培训，使其了解职业病危害因素的种类、分布、防护措施、导致的危害以及个人职业病防护用品的使用和维护等方面的知识，未经培训或培训不合格者，一律不准上岗。新入厂员工职业卫生培训内容主要包括：

（1）国家职业病防治方针、政策。

（2）国家和地方职业卫生相关法律、法规、规章及国家职业卫生标准。

（3）企业制定的职业卫生管理制度和岗位操作规程。

（4）作业岗位工艺流程及岗位存在的主要职业病危害因素。

（5）岗位职业病防护设施和个人职业病防护用品的使用和维护。

（6）职业病危害事故应急救援知识。

（7）所享有的职业卫生权利和义务。

5. 转岗人员职业卫生培训内容

随着工作岗位或工作内容的变更，员工所接触的职业病危害因素也在发生着变化。因此，应当对转岗人员重新进行上岗前的职业卫生培训，充分了解和掌握新作业岗位职业病危害因素的种类、分布以及个体防护等知识和技能。转岗员工未经上岗前职业卫生知识培训的一律不得安排上岗。转岗人员职业卫生培训内容主要包括：

（1）企业制定的职业卫生管理制度和岗位操作规程。

（2）新作业岗位的生产工艺流程和岗位存在的职业病危害因素。

（3）新作业岗位职业病防护设施和个人职业病防护用品的使用与维护。

（4）职业病危害事故应急救援知识。

三、职业卫生管理制度和操作规程

职业卫生管理制度是指依据国家、地方职业病防治的法律法规以及相关职业卫生标准，结合本企业职业病防治工作的实际开展情况，发布实施的仅在企业内部有效的职业病防治规范性文件。

企业应按照国家、地方职业病防治法律法规的要求，结合本单位职业病防治工作的实际需求，建立包括但不局限于以下职业卫生管理制度：

（1）职业病危害防治责任制度。

（2）职业病危害警示与告知制度。

（3）职业病危害项目申报制度。

（4）职业病防治宣传教育培训制度。

（5）职业病防护设施维护检修制度。

（6）职业病防护用品管理制度。

（7）职业病危害监测及评价管理制度。

（8）建设项目职业卫生"三同时"管理制度。

（9）职业健康监护及其档案管理制度。

（10）职业病危害事故处置与报告制度。

（11）职业病危害应急救援与管理制度。

（12）岗位职业卫生操作规程。

（13）法律、法规、规章规定的其他职业病防治制度。

企业每项职业卫生管理制度都应当包括目标、依据、范围、职责、机构、内容、考核方式等要素。一般由专职职业卫生管理人员起草，起草后的制度通过正式渠道征得各相关部门以及员工的意见和建议，以利于制度发布后的贯彻执行。制度发布前应由内部法律事务部门进行合规性审查，审查后经主要负责人签发。对于新发布实施的职业卫生管理制度应组织全体员工进行学习培训。

职业卫生操作规程是指为保障员工身体健康，有效预防、控制、减少各类职业病的发生而制定的，在职业病防治工作中必须遵循的程序或步骤。其编制要以作业场所（地点）的职业病危害辨识为基础，综合考虑职业病危害的种类、理化特性和分布，突出实用性和可操作性，真正实现遵守操作规程、规范员工作业行为、预防职业病的目的。操作规程应简明易懂、条款清楚、用词规范，还应保证员工易于理解掌握。

另外，发布实施后的职业卫生管理制度和岗位操作规程必要要在工作场所（地点）、员工食堂、候车点等醒目部位张贴，或以内部办公局域网等形式给予公布，以便员工充分了解并自觉遵守。

四、职业卫生前期预防

（一）职业病危害项目申报

在工作场所开展职业病危害申报工作，目的是全面掌握和了解本单位职业病危害因素的现状，既便于有针对性地进行职业病危害控制，又为安全监管部门实施分级监督管理提供依据。

企业应当按照《职业病危害因素分类目录》（国卫疾控发〔2015〕92号），及时、如实向安全生产监督管理部门申报粉尘、噪声、振动、高温以及化学物质类职业病危害项目，并接受安全生产监督管理部门的监督管理。

申报实行属地管理，中央、省属冶金企业的职业病危害项目，向其所在地设区的市级人民政府安全生产监督管理部门申报；除此以外的冶金企业的职业病危害项目，向其所在地县级人民政府安全生产监督管理部门申报。

1. 申报内容

申报职业病危害项目时，应当提交职业病危害项目申报表和下列文件、资料：

（1）企业的基本情况。

（2）工作场所职业病危害的种类、分布情况及接触人数。

（3）职业病防护设施设置情况。

（4）法律、法规和规章规定的其他文件、资料。

2. 申报时间

企业在生产经营活动中如出现下列情形之一，应当向原申报机关申报变更职业病危害项目内容：

（1）进行新建、改建、扩建、技术改造或者技术引进建设项目的，自建设项目竣工验收之日起 30 日内进行申报。

（2）因技术、工艺、设备或者材料等发生变化导致原申报的职业病危害因素及其相关内容发生重大变化的，自发生变化之日起 15 日内进行申报。

（3）工作场所、名称、法定代表人或者主要负责人发生变化的，自发生变化之日起 15 日内进行申报。

（4）经过职业病危害因素检测、评价，发现原申报内容发生变化的，自收到有关检测、评价结果之日起 15 日内进行申报。

3. 申报方法和步骤

职业病危害项目申报同时采取电子数据和纸质文本两种方式。首先通过"职业病危害项目申报系统"进行电子数据申报，同时将职业病危害项目申报表加盖公章并由本企业主要负责人签字后，连同有关资料一并上报安全生产监督管理部门。

为规范企业职业病危害项目申报工作，国家安全生产监督管理总局组织研发了作业场所职业病危害因素申报与备案管理系统。企业可以通过该系统进行职业病危害项目申报，步骤为：登录系统进行注册→在线填写和提交职业病危害项目申报表→安全监管部门审查备案→打印审查备案的职业病危害项目申报表并签字盖章，按要求报送安全生产监督管理部门。

（二）建设项目职业卫生"三同时"管理

建设项目职业卫生"三同时"是对可能产生职业病危害的新建、改建、扩建和技术改造、技术引进建设项目（以下统称建设项目）职业病防护设施建设实施监督管理。其目的是保证建设项目投产运行后，工作场所存在的职业病危害浓度或强度符合国家职业卫生法律法规及职业卫生标准的要求。

国家安全生产监督管理总局根据建设项目可能产生职业病危害的风险程度，分为一般、较重和严重三类。冶金企业建设项目按照《建设项目职业病危害风险分类管理目录》（安监总安健〔2012〕73 号）的规定，属于严重职业病危害项目。因此，对于新建、改建、扩建项目，建设单位应进行职业病危害预评价、职业病防护设施设计和职业病危害控制效果评价，并且职业病防护设施与主体工程同时设计、同时施工、同时投入生产和使用。建设单位应组织专家对职业病危害预评价报告、职业病危害防护设施设计、职业病危害控制效果评价报告进行评审，组织专家对职业病防护设施进行验收，并对真实性、合法性负责。

1. 职业病危害预评价

职业病危害预评价是对可能产生职业病危害的建设项目，在可行性论证阶段，对建设项目可能产生的职业病危害因素、危害程度、对劳动者健康影响、防护措施等进行预测性卫生学分析与评价，确定建设项目在职业病防治方面的可行性，为职业病危害分类管理提供科学依据。

建设项目应当在建设项目可行性论证阶段进行职业病危害预评价，编制预评价报告；职业病危害预评价报告编制完成后，建设单位应当组织有关职业卫生专业技术人员对职业病危害预评价报告进行评审。

2. 职业病防护设施设计

职业病防护设施是指为消除或者降低工作场所的职业病危害因素的浓度或者强度，预防和减少职业病危害因素对劳动者健康的损害或者影响，保护劳动者健康的设备、设施、装置、构（建）筑物等的总称。

建设项目职业病防护设施必须与主体工程同时设计、同时施工、同时投入生产和使用，职业病防护设施所需费用应当纳入建设项目工程预算。建设项目职业卫生"三同时"工作可以与安全设施"三同时"工作一并进行。

建设项目应当委托相应单位或机构编制职业病防护设施设计专篇；职业病防护设施设计专篇编制完成后，建设单位应组织有关职业卫生专业技术人员，对职业病防护设施设计专篇进行评审，并根据职业卫生专业技术人员提出的建议会同设计单位对职业病防护设施设计专篇进行修改和完善。

3. 职业病危害控制效果评价与防护设施竣工验收

职业病危害控制效果评价是建设项目在竣工验收前，对工作场所职业病危害因素、职业病危害程度、职业病防护措施及效果、健康影响等做出综合评价。

建设项目职业病防护设施应当与建设项目主体工程同时进行，职业病防护设施建设期间，企业应当对其进行经常性的检查，对发现的问题及时进行整改。

建设项目完工后，其配套建设的职业病防护设施必须与主体工程同时投入试运行。在试运行 1～6 个月期间，企业应当对职业病防护设施运行情况和工作场所的职业病危害因素进行监测，并进行职业病危害控制效果评价。

建设项目职业病危害控制效果评价报告编制完成后，建设单位应当组织有关职业卫生专业技术人员对职业病危害控制效果评价报告进行评审，并对职业病危害防护设施进行验收。

（三）劳动合同及外包施工告知管理

对企业作业环境、物料及设备设施产生的粉尘、毒物、噪声、高温等职业病危害因素，应将这些职业病危害因素种类、理化性质、危害后果、防护措施等内容在签订合同时向员工如实进行告知，以便员工充分了解工作场所（地点）中产生或者可能产生的职业病危害因素、危害后果和应当采取的防护措施，这也是员工应当享有的职业卫生保护权利。

在与员工订立劳动合同时，必须履行职业病危害告知义务，以保证员工职业病危害的知情权，并且应当在合同上以书面形式如实告知员工，不得隐瞒或者欺骗。劳动合同中需要明确的职业病危害告知内容包括：

（1）作业过程中可能接触的职业病危害因素种类、理化性质、危害程度及危害后果。

（2）针对岗位可以提供的职业病防护设施和个人职业病防护用品。

（3）工资待遇、岗位津贴和工伤保险待遇。

员工在已订立劳动合同期间因工作岗位或者工作内容变更，从事与所订立劳动合同中未告知的存在职业病危害的作业时，企业应当如实向员工说明情况，并重新向员工履行如实告知的义务，共同协商变更原劳动合同相关条款。在企业未履行告知义务的前提下，员工有权拒绝从事存在职业病危害的作业，企业不得因此解除与员工所订立的劳动合同。

企业发包具有职业病危害的施工项目时，应将工作场所存在的粉尘、噪声、高温等职业病危害强度或浓度、分布状况以及相关的防护要求以书面形式告知承包方，并要求承包方采取通风、除尘、消声、防暑、隔离等防护设施或配备个人职业病防护用品，以达到防护条件。若承包方达不到相应条件，则不能发包给其项目。企业必须将劳务派遣工的职业健康监护纳入本单位的职业健康监护管理中。

（四）职业病危害警示标识和告知卡管理

工作场所（地点）是员工接触职业病危害最直接、最频繁的地点。企业工作场所（地点）中存在粉尘、毒物、噪声、高温、电离辐射以及有毒有害物质等职业病危害因素。因此，企业应当按照《工作场所职业病危害警示标识管理规范》的要求，参照《工作场所职业病危害警示标识》（GBZ 158—2003），结合企业存在职业病危害因素的实际情况设置职业病危害警示标识和职业病危害告知卡。

冶金企业存在的化学毒物复杂、多样，根据《高毒物品目录》（卫法监发〔2003〕142 号）的规定，存在《高毒物品目录》中的化学毒物的工作场所应当在醒目位置设置职业病危害告知卡，告知卡应当载明高毒物品的名称、理化特性、健康危害、防护措施及应急处理等告知内容与警示标识。一氧化碳和苯的职业病危害告知卡如图 5 - 1 和图 5 - 2 所示。

有毒物品 注意防护 保障健康		
	健 康 危 害	理 化 特 性
一氧化碳（非高原） Carbon monoxide （not in high altitude area）	可经呼吸道进入人体，主要损害神经系统。表现为剧烈头痛、头晕、心悸、恶心、呕吐、无力、脉快、烦躁、步态不稳、抽搐、大小便失禁、休克，可致迟发性脑病	无色气体，微溶于水，溶于乙醇、苯，遇明火、高热会燃烧、爆炸
当心中毒	应 急 处 理	
	抢救人员穿戴防护用具，加强通风；速将患者移至空气新鲜处，注意保暖、安静；及时给氧，必要时用合适的呼吸器进行人工呼吸；心脏骤停时，立即作心肺复苏术后送医院；立即与医疗急救单位联系抢救	
	防 护 措 施	
	工作场所空气中时间加权平均容许浓度（PC - TWA）不超过20 mg/m³，短时间接触容许浓度（PC - STEL）不超过 30 mg/m³，LDLH浓度为1700 mg/m³，无警示性；密闭、局部排风、呼吸防护；禁止明火、火花、高热，使用防爆电器和照明设备；工作场所禁止饮食、吸烟	
急救电话：120	咨询电话：	

图 5 - 1　一氧化碳职业病危害告知卡

有毒物品	注意防护	保障健康
	健 康 危 害	理 化 特 性
苯（皮） Benzene（skin）	可经皮肤、呼吸道进入人体，主要损害神经系统和造血系统。短时间大量接触可引起头晕、头痛、恶心、呕吐、嗜睡、步态不稳，重者发生抽搐、昏迷，长期过量接触可引起白细胞减少、再生障碍性贫血、白血病	具有特殊芳香气味的无色油状液体，相对分子质量为78，易燃、易挥发。不溶于水，可与乙醚、乙醇、丙酮、汽油和二硫化碳等有机溶剂混溶，遇氧化剂或卤素剧烈反应；苯蒸气与空气形成爆炸性混合物，遇明火、高热极易燃烧爆炸
当心中毒 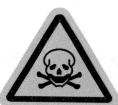	应 急 处 理	
	抢救人员穿戴防护用具；立即将患者移至空气新鲜处，去除被污染的衣物；注意保暖、安静；皮肤污染时用肥皂水清洗，溅入眼内时用流动清水或生理盐水冲洗至少 20 min；呼吸困难时给予吸氧，必要时用合适的呼吸器进行人工呼吸；立即与医疗急救单位联系抢救	
	防 护 措 施	
	工作场所空气中时间加权平均容许浓度（PC－TWA）不超过6 mg/m³，短时间接触容许浓度（PC－STEL）不超过 10 mg/m³；禁止明火、火花、高热，使用防爆电器和照明设备；工作场所禁止饮食、吸烟	
急救电话：120	咨询电话：	

图 5-2 苯职业病危害告知卡

（五）职业病防护设施管理

职业病防护设施是指以预防、消除或者降低工作场所的粉尘、毒物、噪声、高温等职业病危害对员工健康造成的损害或影响，以达到保护员工健康目的的设施或装置。

企业应根据冶金生产工艺特点、生产条件和工作场所存在的职业病危害的种类、性质选择相应的职业病防护设施。企业应建立职业病防护设施维护检修制度，指定专人对职业病防护设施定期进行经常性的维护、检修，定期检测其性能和效果，确保其处于正常状态，不得擅自拆除或者停止使用。

企业应建立职业病防护设施台账，台账包括设备名称、型号、生产厂家名称、主要技术参数、安装部位、安装日期、使用目的、防护效果评价、使用和维修记录、使用人、保管责任人等内容。职业病防护设施台账应有专人负责保管，定期更新。

（六）个人职业病防护用品管理

个人职业病防护用品指员工职业活动过程中为防御粉尘、毒物、噪声、高温等职业病危害的伤害而穿戴、配备、使用的各种物品。

企业工作场所中存在粉尘、噪声、高温等职业病危害因素，在职业病防护设施因故障、设计缺陷等原因没有将职业病危害消除或降低的情况下，为减轻职业病危害因素对人体健康的影响，员工必须正确佩戴或使用个人职业病防护用品。个人职业病防护用品能将人体与职业病危害进行隔离，是保护人体健康的最后一道防线。冶金企业个人职业病防护用品包括防尘口罩、防毒面具、防护眼镜、防护耳罩（塞）、呼吸防护器和防辐射工作服等。

企业使用的个人职业病防护用品属于特种劳动防护用品，不得采购和使用无安全标志的个人职业病防护用品，购买的个人职业病防护用品在入库前必须经本单位安全管理部门验收，并应按照个人职业病防护用品的使用要求，在使用前对其防护功能进行必要的检查，确保能达到防护要求。

企业要督促并指导员工按照使用规则正确佩戴、使用和维护。不得发放钱物替代发放个人职业病防护用品。

建立个人职业病防护用品管理制度，对防护用品的入库验收、保管维护、发放、使用、更换、报废等提出明确要求。对达到报废标准的防护用品必须予以报废，保证个人职业病防护用品能正常使用。不得发放已经失效的个人职业病防护用品。

在发放个人职业病防护用品时应做相应的记录，包括发放时间、工种、个人职业病防护用品名称与数量、领用人签字等内容。发放记录禁止代领代签。要结合本单位工种、作业岗位、职业病危害的分布和浓度制定个人职业病防护用品的更换周期，以保证员工身体健康。

企业必须为参观、学习、检查、指导工作等外来人员配备临时个人职业病防护用品，并由专人进行管理。

五、工作场所职业卫生管理

（一）基本要求

工作场所指员工进行职业活动的所有地点（包括建设单位施工场所），也是各种职业病危害产生并存在的场所。企业作业场所应符合下列基本要求：

（1）职业病危害因素的强度或者浓度符合国家职业卫生标准。

（2）有与职业病危害防护相适应的设施。

（3）生产布局合理，符合有害与无害作业分开的原则。

（4）有配套的更衣间、洗浴间、孕妇休息间等卫生设施。

（5）设备、工具、用具等设施符合保护劳动者生理、心理健康的要求。

（二）职业病危害因素的监测和评价

职业病危害因素监测是利用采样和检验设备，依据国家职业卫生相关采样、测定的要求，在作业现场采集样品后测定分析或直接测量，对照国家职业病危害因素接触限值有关标准的要求，对工作场所（地点）中存在的职业病危害因素的浓度或强度进行评价。

1. 监测目的

了解和掌握工作场所中粉尘、噪声、高温等职业病危害的性质、浓度、分布以及职业病防护设施的运行情况，及时发现职业病危害事故隐患。同时也对工作场所职业病危害因素进行分类管理以及对职业病危害治理、职业病诊断鉴定提供依据。

2. 监测和评价

企业应结合本单位职业病危害因素的种类和分布情况，建立职业病危害因素监测和评价制度，并在制度中明确日常监测点、监测项目、监测方法、监测频次和监测结果公布的方式等内容。企业应配备监测人员和监测设备进行日常职业病危害因素监测，如没有能力，可委托有资质的职业卫生技术服务机构代为监测。按照《使用有毒物品作业场所劳动保护条例》规定，使用高毒物品的作业场所，应当每个月进行一次职业中毒危害因素检测，每半年进行一次职业中毒危害控制效果评价。

冶金企业应当委托具有相应资质的职业卫生技术服务机构，对本单位工作场所中的职业病危害因素每年检测一次，每三年至少进行一次职业病危害现状评价。检测、评价结果应当存入本单位职业卫生档案，并通过公告栏、书面通知或其他有效方式将工作场所职业病危害因素监测及评价结果向员工告知，同时也要向安全生产监督管理部门报告。

在日常职业病危害监测、定期检测及现状评价过程中，发现工作场所职业病危害因素不符合国家职业卫生标准要求时，应当立即采取相应治理措施，符合国家职业卫生标准要求后方可重新作业。经整改后仍然达不到国家职业卫生标准要求的，必须停止员工在此工作场所中所有的职业活动。

六、职业健康监护

职业健康监护是以预防为目的，根据员工的职业接触史，通过定期或不定期的医学健康检查和健康相关资料的收集，连续性地监测员工的健康状况，分析健康变化与所接触的职业病危害因素的关系，并及时将健康检查和资料分析结果报告给企业和员工本人，以便及时采取干预措施，保护人体安全健康。

职业健康监护也是企业落实职业病防治责任，实现员工健康权益保障的重要工作内容。职业健康监护主要包括职业健康检查和职业健康监护档案管理等内容。

（一）目的

企业开展职业健康监护的目的是：

（1）早期发现职业病、其他职业健康损害和职业禁忌证。

（2）跟踪并观察职业病和其他职业健康损害的发生、发展规律及分布情况。

（3）识别新的职业病危害因素和高危人群。

（4）对职业病患者及疑似职业病和有职业禁忌人员进行处理和安置。

（5）对已采取的职业病危害控制效果进行评价。

（6）为制定或修订本单位职业卫生管理制度、操作规程和职业病防治对策提供依据。

（二）职业健康检查

企业应当委托由省级以上人民政府卫生行政部门批准的医疗卫生机构承担对员工进行上岗前、在岗期间和离岗时的职业健康检查，职业健康检查费用由企业承担。职业健康检查是职业健康监护的主要内容，包括上岗前、在岗期间、离岗时的健康检查以及应急职业健康检查。

1. 上岗前职业健康检查

上岗前职业健康检查是掌握新录用、变更工作岗位或工作内容的员工的健康状况、有无职业禁忌，并为其建立基础职业健康档案。检查项目根据员工拟从事的工种和工作岗位，结合该工种和岗位存在的职业病危害因素及其对人体健康的影响进行确定。根据检查结果综合评价员工是否适合从事该工作，为安排工作提供依据。

企业不得安排未经上岗前职业健康检查的员工从事接触职业病危害的作

业。通过上岗前职业健康检查发现有职业禁忌证的人员，不得安排其从事所禁忌的作业。

2. 在岗期间的定期职业健康检查

对在岗并且接触职业病危害的员工定期进行职业健康检查，早期发现职业病患者、疑似职业病患者和职业禁忌证，并通过健康查体综合评价员工的健康变化是否与职业病危害有关，以验证工作场所职业病危害的控制是否达到了预期效果，判断员工是否适合在该岗位继续从事工作活动。

在岗并且接触职业病危害的员工进行职业健康检查，应当按照《职业健康监护技术规范》（GBZ 188—2014）的规定和要求确定检查项目和检查周期；需要复查的，应当根据复查要求增加相应的检查项目。企业在委托医疗卫生机构对从事接触职业病危害的员工进行职业健康检查时，应当如实提供企业的基本情况、工作场所职业病危害因素种类及其接触人员名册、职业病危害因素定期检测及评价结果等材料。

企业应根据在岗并且接触职业病危害的员工职业健康检查报告，对患有职业禁忌的员工，应以适当方式及时告知其本人，并调离或者暂时脱离原工作岗位；发现员工出现与从事的职业活动相关的健康损害时，应当调离原工作岗位，并妥善进行医学观察、诊断、治疗和疗养等一系列安置措施；对需要复查的员工，按照职业健康检查机构要求的时间安排复查和医学观察；对疑似职业病病人，按照职业健康检查机构的建议安排其进行医学观察或者职业病诊断。

3. 离岗时职业健康检查

企业应当安排离岗的员工在离岗前 30 日内进行职业健康检查，目的是了解员工在离开接触职业病危害岗位时的健康状况。离岗前 90 日内的在岗期间的职业健康检查可以视为离岗时的职业健康检查。

未进行离岗前职业健康检查的员工，企业不得解除或者终止与其订立的劳动合同。

4. 应急职业健康检查

应急职业健康检查是对参与急性职业病事故救援，在事故现场直接、间接接触职业病危害或者是参与事故应急救援而接触了职业病危害，但未出现危害后果或危害后果不明显的员工进行健康检查和医学观察。检查费用由企业承担。

（三）职业健康监护档案

职业健康监护档案是职业健康监护整个过程的客观记录资料，是评价个体和群体健康损害的依据。冶金企业必须按照国家职业卫生法律法规的要求，为员工建立职业健康监护档案，并保证档案的真实性、有效性和连续性。

企业应指定专人负责职业健康监护档案的保存工作，严格遵守有关保密原则，保护员工的隐私权，并对借阅作出规定，规定职业健康监护档案的借阅和复印权限，不允许未授权人员借阅，并做好借阅登记和复印记录。

职业健康监护档案应当包括下列内容：

（1）姓名、性别、年龄、籍贯、婚姻、文化程度、嗜好等情况。

（2）职业史、既往病史和职业病危害接触史。

（3）相应工作场所职业病危害因素监测结果。

（4）历次职业健康检查结果、应急职业健康检查结果及处理情况。

（5）职业病诊疗资料。

（6）需要存入职业健康监护档案的其他有关资料。

员工离岗时有权索取本人职业健康监护档案复印件，企业应当如实、无偿提供，并在所提供的复印件上签章。

七、职业卫生档案

职业卫生档案是指在职业病危害因素控制和职业病预防工作中形成的，能够准确、完整反映企业职业卫生管理活动全过程的文字、图纸、照片、报表、音像资料、电子文档等文件材料。它是企业实施职业病防治工作，履行法律义务和责任的客观记录，同时为职业病诊断和鉴定、职业卫生监管部门执法、职业卫生技术服务等活动提供重要参考依据。

1. 目的

建立职业卫生档案的目的是客观记录和反映不同时期的职业病危害的变化和分布，为职业病防治工作提供基础数据；及时了解工作场所职业病危害的变化和控制效果；动态掌握员工的健康状况并及时发现和治疗职业病病人；解决企业与员工因职业病引起的法律纠纷；不断积累经验，提高职业病防治工作水平。

2. 内容

企业应当按照《职业卫生档案管理规范》的要求，建立本单位的职业卫生档案，内容主要包括：

（1）建设项目职业卫生"三同时"档案。

（2）职业卫生管理档案。

（3）职业卫生宣传培训档案。

（4）职业病危害因素监测与检测评价档案。

（5）用人单位职业健康监护管理档案。

（6）劳动者个人职业健康监护档案。

（7）法律、行政法规、规章要求的其他资料文件。

企业应当制定职业卫生档案管理制度，指定专（兼）职人员负责档案管理，并应对职业卫生档案的借阅作出具体规定。

八、职业病危害事故应急管理

职业病危害事故是指在特定条件下，不受控制的职业病危害因素在短时间内高强度（浓度）作用于职业人群，造成员工安全健康受到伤害的意外事件。冶金企业存在多种急性、毒性物质，因此职业病危害事故应急救援管理非常重要。

1. 建立职业病危害事故应急管理机构

企业必须建立职业病危害事故应急管理机构，综合分析本单位存在的职业病危害因素的分布、特点，编制职业病危害事故应急救援预案，及时、高效地组织实施应急救援行动，防止职业病危害事故的发生，有效降低事故造成的损失。

职业病危害事故应急管理机构由主要负责人、分管负责人、各部门负责人及生产调度人员组成，负责统一领导本单位的职业病危害事故应急管理工作，研究应急管理重大问题和突发事件应对办法。领导机构主要负责人由企业主要负责人担任，并明确一位负责人具体分管领导机构的日常工作。

职业病危害事故应急管理机构的职责是：

（1）建立、健全职业病危害事故应急管理体系。

（2）组织编制职业病危害事故应急预案并进行演练。

（3）负责本单位职业病危害事故应急管理体系与所在地人民政府应急管理体系的衔接，积极组织参与社会突发事件的应急处置。

（4）负责组建本单位专（兼）职应急救援队伍和应急平台建设。

（5）负责本单位职业病危害事故的报告并积极配合处置和善后工作。

企业主要负责人是本单位职业病危害事故应急救援的第一责任人，对本单位职业病危害事故的应急管理工作全面负责。

企业应建立与本单位职业病危害因素分布特点相适应的专（兼）职职业卫生应急救援队伍或指定专（兼）职应急救援人员，并定期组织应急救援队伍和人员进行训练。

2. 应急救援预案编制和演练

应急预案是职业病危害事故应急管理体系的重要组成部分，是实施应急救援活动的理论依据。

企业应参照《生产经营单位生产安全事故应急预案编制导则》（GB/T 29639—2013），根据不同的岗位和场所，并结合职业病危害因素的种类、状况、危险性分析和可能发生的事故特点，编制职业病危害事故应急救援预案，并形成书面文件在企业予以公布。

企业还应按照《生产安全事故应急演练指南》（AQ/T 9007—2011）对职业病危害事故应急救援预案的演练作出相关规定，其中演练的内容、项目、时间、地点、目标、效果评价、组织实施以及负责人等要予以明确。

根据职业病危害事故预防重点，每年至少组织一次专项应急预案演练，每半年至少组织一次现场处置方案演练。应急预案演练结束后，应当对应急预案演练效果进行评估，撰写应急预案演练评估报告，分析存在的问题，并对应急预案提出修订意见。

3. 应急设备及物品要求

（1）建立应急救援设备管理制度，指定专人负责对应急救援设备进行经常性的维护、检修和保养，定期检测其性能和效果，确保其处于正常状态，不得擅自拆除或者停止使用。

（2）应急救援设备及物品的配备应综合考虑工作场所的防护条件、职业病危害因素的理化性质等因素。

（3）应急救援设备及物品的存放地点应保证在发生事故时，最短的时间内能够获取，并在存放地点设置醒目的警示标识。员工必须经过培训，能熟练使用应急设备和急救物品。

（4）应在可能发生皮肤黏膜或眼睛烧灼伤及有腐蚀性、刺激性化学物质的工作场所配备洗眼器、冲洗设备。冲洗用水应安全并保证是流动水，设置冲洗设备的地方应有明显的标识，醒目易找。

（5）存在急性毒性物品的工作场所应配置应急撤离通道，应急撤离通道须保持通畅，并设置应急照明设施和明显的警示标识；撤离通道的宽度应能保证车辆、担架顺利通过。

4. 职业病危害事故报告和应急处置

发生职业病危害事故，应当及时向所在地安全生产监督管理部门和有关部门报告，并采取有效措施，减少或者消除职业病危害因素，防止事故扩大。

发生职业病危害事故后，事故现场有关人员应当立即向本单位主要负责人报告；单位主要负责人接到报告后，应当于1h内向事故发生地县级以上人民政府安全生产监督管理部门和负有安全生产监督管理职责的有关部门报告。情况紧急时，事故现场有关人员可以直接向事故发生地县级以上人民政府安全生产监督管理部门和负有安全生产监督管理职责的有关部门报告。

职业病危害事故报告的主要内容包括：

（1）单位基本概况、事故发生的时间、地点、现场情况以及事故现场已经采取的措施。

（2）事故的简要经过以及事故已经造成或者可能造成的伤亡人数（包括下落不明的人数）和初步估计的直接经济损失。

企业主要负责人接到事故报告后，应当立即启动职业病危害事故应急预案，采取有效措施，组织抢救，防止事故扩大，减少人员伤亡和财产损失。事故发生部门和人员应当妥善保护事故现场以及相关证据，不得破坏事故现场、毁灭相关证据。因抢救人员、防止事故扩大，需要移动事故现场物件的，应当作出标志，绘制现场简图并作出书面记录，妥善保存现场重要痕迹、物证。

第六章
劳动者职业卫生权利与义务

劳动安全卫生是劳动关系的重要组成部分，也是关系到经济发展和社会稳定的重大问题。职业健康是劳动者的重要权益，而为了维护自身安全健康，劳动者也要承担相应义务，对此我国法律有很多明确规定。

第一节　法律法规对劳动者职业卫生权利与义务的规定

《宪法》《劳动法》《劳动合同法》《职业病防治法》等法律都规定了劳动者职业卫生的权利与义务，综合各法的相关规定，劳动者在职业卫生方面的主要权利有：①获得职业卫生培训教育；②获得职业卫生防护；③接受职业健康检查、职业病诊疗、康复服务；④知情权（危害、危害后果、防护条件）；⑤要求改善工作条件；⑥拒绝强令违章操作、冒险作业；⑦批评、检举、控告；⑧参与民主管理；⑨享受国家规定的工伤保险待遇；⑩要求并获得健康损害赔偿。

一、劳动者的职业卫生教育、培训的权利与义务

法律规定：企业负责人要依法接受职业卫生培训，遵守职业病防治法律、法规，组织本单位的职业卫生工作。企业应当对劳动者进行上岗前的职业卫生培训和在岗期间的定期职业卫生培训，普及职业卫生知识，督促劳动者遵守职业病防治法律、法规、规章和操作规程，指导劳动者正确使用职业病防护设备和个人使用的职业病防护用品。按照法律要求，企业要制定职业健康教育培训计划，针对新老员工、特殊作业人员和岗位职业病危害因素的不同，组织开展不同形式、层次和内容的职业健康教育培训，提高劳动者的职业卫生法律知识和防护技能，做到遵守职业病防治法律、法规、规章和操作规程，正确使用、

维护职业病防护设备和个人使用的职业病防护用品。企业的职业卫生教育培训计划、教学计划、课程教案、个人考试测试试卷和成绩要建档保存。

劳动者有参加企业和各有关方面组织的劳动安全卫生教育培训的义务，应当学习和掌握相关的职业卫生知识，做到遵守职业病防治法律、法规、规章和操作规程，正确使用、维护职业病防护设备和个人使用的职业病防护用品，发现职业病危害事故隐患应当及时报告。劳动者不履行规定参加职业卫生教育培训义务的，企业应当对其进行教育。

二、劳动者的职业健康检查、职业病诊疗、康复等防治服务权利

1. 职业健康检查

依照法律规定，企业在安排劳动者从事接触职业病危害岗位作业之前要组织其进行职业健康检查，以发现劳动者是否已受到职业伤害或者有职业禁忌。职业健康检查费用由企业承担并要将检查结果如实告知劳动者。企业不得安排未经上岗前职业健康检查的劳动者从事接触职业病危害的作业，不得安排有职业禁忌的劳动者从事其所禁忌的作业。

企业要依法组织从事接触职业病危害岗位作业的劳动者，按照所接触职业病危害因素种类不同要求的检查周期进行职业健康检查，以检查劳动者健康状况和是否受到职业伤害。企业承担职业健康检查费用并要将检查结果如实告知劳动者。企业对在职业健康检查中发现有与所从事的职业相关的健康损害的劳动者，应当调离原工作岗位，安排其他适宜的工作，不得因此解除或者终止劳动合同。

当劳动者要离开企业或者调离职业病危害岗位时，企业要组织离岗职业健康检查，以确定劳动者健康状况和是否受到职业伤害。企业应承担职业健康检查费用并要将检查结果如实告知劳动者。对于检出受到职业病危害的、在本企业患职业病并被确认丧失或者部分丧失劳动能力的和未进行离岗前职业健康检查的劳动者，企业不得解除或者终止劳动合同。

职业健康检查不同于普通医学健康检查，应当由省级以上人民政府卫生行政部门批准的医疗卫生机构承担。

《职业病防治法》第三十六条规定："用人单位应当为劳动者建立职业健康监护档案，并按照规定的期限妥善保存。职业健康监护档案应当包括劳动者的职业史、职业病危害接触史、职业健康检查结果和职业病诊疗等有关个人健

康资料。劳动者离开用人单位时，有权索取本人职业健康监护档案复印件，用人单位应当如实、无偿提供，并在所提供的复印件上签章。"

依照法律规定，职业健康检查结果要载入劳动者职业健康档案，企业接触职业病危害因素人员职业健康检查结果要载入企业职业卫生档案。

2. 职业病诊疗和康复治疗等服务

依照《职业病防治法》，劳动者可以在用人单位所在地、本人户籍所在地或者经常居住地，经省级以上人民政府卫生行政部门批准的医疗卫生机构进行职业病诊断。具有资质的职业病诊断机构综合分析病人的职业史、职业病危害接触史和现场危害调查与评价、临床表现以及辅助检查结果等情况后作出是否患有职业病的诊断。法律规定"没有证据否定职业病危害因素与病人临床表现之间的必然联系的，在排除其他致病因素后，应当诊断为职业病"。

依法如实提供职业病诊断、鉴定需要的有关职业卫生和健康监护等资料是企业的法定义务，劳动者和有关机构也应当提供有关的资料。

医疗卫生机构发现疑似职业病病人时，应当告知劳动者本人并及时通知企业。企业应当及时安排对疑似职业病病人进行诊断；在疑似职业病病人诊断或者医学观察期间，不得解除或者终止与其订立的劳动合同。企业依法承担疑似职业病病人在诊断、医学观察期间的费用。

职业病诊断标准和职业病诊断、鉴定办法由国务院卫生行政部门制定。职业病伤残等级的鉴定办法由国务院劳动保障行政部门会同国务院卫生行政部门制定。

职业病病人依法享受国家规定的职业病待遇。职业病病人的诊疗、康复费用，伤残以及丧失劳动能力的职业病病人的社会保障，按照国家有关工伤保险的规定执行。企业要依法安排职业病病人进行治疗、康复和定期检查。对不适宜继续从事原工作的职业病病人，企业要依法调整岗位，并妥善安置。

《工伤保险条例》第六十二条规定："用人单位依照本条例规定应当参加工伤保险而未参加的，由社会保险行政部门责令限期参加，补缴应当缴纳的工伤保险费，并自欠缴之日起，按日加收万分之五的滞纳金；逾期仍不缴纳的，处欠缴数额 1 倍以上 3 倍以下的罚款。依照本条例规定应当参加工伤保险而未参加工伤保险的用人单位职工发生工伤的，由该用人单位按照本条例规定的工伤保险待遇项目和标准支付费用。"劳动者被诊断患有职业病，但企业没有依法参加工伤保险的，其医疗和生活保障由该企业承担。职业病病人依法享有的待遇不因工作单位变动而改变。用人单位在发生分立、合并、解散、破产等情形时，应当对从事接触职业病危害作业的劳动者进行健康检查，并按照国家有关规定妥善安置职业病病人。

职业病病人除依法享有工伤保险外，依照有关民事法律，尚有获得赔偿的权利的，有权向用人单位提出赔偿要求。

当事人对职业病诊断有异议的，可以向作出诊断的医疗卫生机构所在地地方人民政府卫生行政部门申请鉴定。职业病诊断争议由设区的市级以上地方人民政府卫生行政部门根据当事人的申请，组织职业病诊断鉴定委员会进行鉴定。当事人对设区的市级职业病诊断鉴定委员会的鉴定结论不服的，可以向省、自治区、直辖市人民政府卫生行政部门申请再鉴定。

职业病诊断鉴定委员会由相关专业的专家组成。职业病诊断鉴定委员会应当按照国务院卫生行政部门颁布的职业病诊断标准和职业病诊断、鉴定办法进行职业病诊断鉴定，向当事人出具职业病诊断鉴定书。职业病诊断、鉴定费用由企业承担。

三、劳动者了解工作场所职业病危害因素、危害后果和防护措施的权利与义务

依照我国法律规定，劳动者有了解所从事工作相关情况的权利，也有向企业如实提供与劳动合同直接相关情况的义务。法律规定，企业要以多种形式向劳动者告知其所从事的工作情况。企业在招用劳动者时，要依法如实告知劳动者工作内容、工作条件、工作地点、职业病危害、安全生产状况、劳动报酬，以及劳动者要求了解的其他情况。企业要依法在存在职业病危害的工作岗位所在地点的醒目位置设置警示标识和中文警示说明，说明产生职业病危害的种类、危害后果、预防措施以及应急救治方法。企业要依法组织职业健康教育培训，提高劳动者的职业健康法律知识和防护技能。

然而，在所有形式的职业病危害告知中，最重要的是在依法订立的劳动合同中的告知和约定。

《职业病防治法》第三十三条规定："用人单位与劳动者订立劳动合同（含聘用合同，下同）时，应当将工作过程中可能产生的职业病危害及其后果、职业病防护措施和待遇等如实告知劳动者，并在劳动合同中写明，不得隐瞒或者欺骗。劳动者在已订立劳动合同期间因工作岗位或者工作内容变，从事

与所订立劳动合同中未告知的存在职业病危害的作业时，用人单位应当依照前款规定，向劳动者履行如实告知的义务，并协商变更原劳动合同相关条款。用人单位违反前两款规定的，劳动者有权拒绝从事存在职业病危害的作业，用人单位不得因此解除或者终止与劳动者所订立的劳动合同。"

法律还明确规定："用人单位对从事接触职业病危害的作业的劳动者，应当给予适当的岗位津贴。"

按照此项规定，企业在和劳动者订立劳动合同时，告知"工作过程中可能产生的职业病危害及其后果"，就是告诉劳动者所在工作岗位接触的职业病危害因素种类，可对身体造成什么伤害和产生的最严重后果（包括伤残和死亡）；告知"职业病防护措施"，就是告诉劳动者企业将为其采取的防护措施（包括防护设施设备和个体防护用品）的种类、数量、质量，要达到的防护效果和作业现场职业病危害因素的量化控制指标；告知相关"待遇"，就是告诉劳动者在存在职业病危害岗位工作的工资、福利等劳动报酬，特别是企业因其岗位存在职业病危害所给予的岗位津贴和保健。

所有这些内容都应该做出详细的、可操作的约定，并在合同文本中书面载明。不符合这些规定的劳动合同按照《劳动合同法》第二十六条规定："下列劳动合同无效或者部分无效：……（三）违反法律、行政法规强制性规定的"为无效合同。

四、劳动者民主管理、民主监督和要求改善工作条件的权利

按照我国法律，劳动者依照法律规定，通过职工大会、职工代表大会或者其他形式参与民主管理、实行民主监督，或者就保护劳动者合法权益与企业进行平等协商。企业在制定、修改或者决定有关劳动报酬、工作时间、休息休假、劳动安全卫生、保险福利、职工培训、劳动纪律以及劳动定额管理等直接涉及劳动者切身利益的规章制度或者重大事项时，应当经职工代表大会或者全体职工讨论，提出方案和意见，与工会或者职工代表平等协商确定。在规章制度和重大事项决定实施过程中，工会或者职工认为不适当的，有权向用人单位提出，通过协商予以修改完善。用人单位应当将直接涉及劳动者切身利益的规章制度和重大事项决定公示，或者告知劳动者。

企业法定代表人必须向职工代表大会报告劳动安全卫生工作。职工代表要对企业法定代表人的劳动安全卫生工作报告和企业劳动安全卫生规划、措施进

行审议并表决，就有关劳动安全卫生工作提出质询和建议。企业对职工代表的质询和建议必须作出郑重答复。

职工代表进入董事会、监事会，在企业决策机构中代表和维护包括劳动安全卫生权益在内的劳动者利益。

劳动者个人有权提出改善工作条件的要求，有权遵循合法、公平、平等自愿、诚实信用的原则，与企业就工作条件进行协商，订立或者修订劳动合同。依法订立的劳动合同具有约束力，企业与劳动者应当履行劳动合同约定的义务。

五、劳动者拒绝违章指挥、强令冒险作业的权利及遵章守纪的义务

为了保护劳动者的生命安全和身体健康，我国的很多法律都规定了劳动者有权拒绝违章指挥和强令冒险作业的，企业不得因劳动者拒绝违章指挥和强令冒险作业进行打击报复。《劳动合同法》明确规定："劳动者拒绝用人单位管理人员违章指挥、强令冒险作业的，不视为违反劳动合同。"

法律同时规定，劳动者有完成劳动任务，提高职业技能，执行劳动安全卫生规程，遵守劳动纪律和职业道德的义务。劳动者在劳动作业时，要严格遵守规章制度，严禁违章作业，以保护自己和工友的安全健康。

六、劳动者紧急避险的权利

当作业现场发现危及安全健康的情况时，劳动者有权提出避险要求；在紧急情况下，可以采取紧急避险行动，以避免发生人身伤亡和职业病危害事故，保证劳动者的生命安全和身体健康。劳动者的紧急避险行为不应视为违反劳动纪律。

对遭受或者可能遭受急性职业病危害的劳动者，企业应当及时组织救治、进行健康检查和医学观察，所需费用由企业承担。

七、劳动者批评、检举和控告违反法律、法规及危险行为的权利

为了维护劳动者的合法权益，我国的很多法律都规定了劳动者有权对违反法律、法规、标准、规范和危及劳动者安全健康的行为提出批评、检举和控告。企业不得因此对劳动者进行打击报复。

第二节 女工和未成年工的特殊保护

由于未成年人、怀孕和哺乳期女性以及胎儿、婴儿对更容易受到有毒有害物质的危害，所以《职业病防治法》第三十八条规定："用人单位不得安排未成年工从事接触职业病危害的作业；不得安排孕期、哺乳期的女职工从事对本人和胎儿、婴儿有危害的作业。"

《女职工劳动保护特别规定》对怀孕期和哺乳期女工的工作条件和禁忌作出了专门规定：女职工在孕期不能适应原劳动的，用人单位应当根据医疗机构的证明，予以减轻劳动量或者安排其他能够适应的劳动。对怀孕 7 个月以上的女职工，用人单位不得延长劳动时间或者安排夜班劳动，并应当在劳动时间内安排一定的休息时间。怀孕女职工在劳动时间内进行产前检查，所需时间计入劳动时间。对哺乳未满 1 周岁婴儿的女职工，用人单位不得延长劳动时间或者安排夜班劳动。用人单位应当在每天的劳动时间内为哺乳期女职工安排 1 小时哺乳时间；女职工生育多胞胎的，每多哺乳 1 个婴儿每天增加 1 小时哺乳时间。女职工在孕期禁忌从事的劳动范围：作业场所空气中铅及其化合物、汞及其化合物、苯、镉、铍、砷、氰化物、氮氧化物、一氧化碳、二硫化碳、氯、己内酰胺、氯丁二烯、氯乙烯、环氧乙烷、苯胺、甲醛等有毒物质浓度超过国家职业卫生标准的作业；从事抗癌药物、己烯雌酚生产，接触麻醉剂气体等的作业；体力劳动强度分级标准中规定的第三级、第四级体力劳动强度的作业。另外，女职工在哺乳期除上述孕期禁忌从事的劳动外，以下劳动范围也禁忌从事：作业场所空气中锰、氟、溴、甲醇、有机磷化合物、有机氯化合物等有毒物质浓度超过国家职业卫生标准的作业。

《女职工劳动保护特别规定》还规定：用人单位不得因女职工怀孕、生育、哺乳降低其工资，予以辞退，与其解除劳动或者聘用合同。

第三节 工会的法定职责和企业工会劳动保护工作

工会是劳动者自愿结合的工人阶级的群众组织。中华全国总工会及其各工会组织代表职工的利益，依法维护职工的合法权益。

《中华人民共和国工会法》第六条规定："维护职工合法权益是工会的基

本职责。工会在维护全国人民总体利益的同时，代表和维护职工的合法权益。工会通过平等协商和集体合同制度，协调劳动关系，维护企业职工劳动权益。工会依照法律规定通过职工代表大会或者其他形式，组织职工参与本单位的民主决策、民主管理和民主监督。工会必须密切联系职工，听取和反映职工的意见和要求，关心职工的生活，帮助职工解决困难，全心全意为职工服务。"

（1）执行职工代表大会制度，组织劳动者参与企业民主决策、民主管理、民主监督。

要组织引导职工代表认真仔细审议企业法定代表人劳动安全卫生工作报告和企业劳动安全卫生规划、措施并进行表决；就有关劳动安全卫生的问题提出质询，并要求得到郑重的答复；组织职工代表视察、检查企业劳动安全卫生工作情况，认真行使民主监督权利。

（2）协调、处理劳动关系问题，直接维护劳动者的合法权益。

企业工会和职工代表大会要把进行平等协商、签订集体合同，指导帮助劳动者签订劳动合同，监督企业履行合同作为协调、处理劳动关系问题，维护劳动者合法权益工作的重点。

（3）开展劳动安全卫生监督检查，协助企业做好劳动安全卫生工作。

工会要监督企业严格执行国家有关劳动安全卫生的法律、法规、标准、条例，参与职业卫生各项工作。

（4）开展劳动安全卫生宣传教育，提高劳动者的安全健康意识。

工会要加强劳动保护宣传教育工作，特别要重点加强农民工、外来工及青年职工的劳动安全卫生意识教育。要监督企业对劳动者进行正规的上岗安全培训，履行法定的职业伤害、毒害告知义务，进行防护技能训练。工会要使用各种宣传阵地开展劳动保护教育，帮助职工了解国家有关劳动安全卫生的法律法规和企业的安全生产规章制度，帮助劳动者懂得自己的权利和应履行的义务，提高安全生产责任感及自我保护的意识和技能。

参 考 文 献

［1］郑玉新，等．金属冶炼行业职业危害分析与控制技术［M］．北京：冶金工业出版社，2005.

［2］杜长坤，等．冶金工程概论［M］．北京：冶金工业出版社，2015.

［3］薛正良，等．钢铁冶金概率［M］．北京：冶金工业出版社，2014.

［4］华一新，等．有色冶金概论［M］．北京：冶金工业出版社，2015.

［5］孙贵范，等．职业卫生与职业医学［M］．北京：人民卫生出版社，2012.

［6］中华全国总工会劳动保护部．职业卫生与职业健康通用读本［M］．北京：中国工人出版社，2012.

［7］邢娟娟，陈江，杨力，等．企业作业场所职业危害识别与控制［M］．北京：中国工人出版社，2009.

［8］王忠旭，于冬雪，李涛，等．冶金轧钢生产的职业病危害识别与分析［J］．中国卫生工程学，2005，4（2）：71－76.

［9］杨富．冶金安全生产技术［M］．北京：煤炭工业出版社，2010.

［10］王艳斌，王诗斌．钢铁工业职业病危害与分级预防［J］．职业与健康，2014，30（4）：563－565.

［11］张晓敏，陈铁，张建成，等．钢铁业噪声对工人健康的影响［J］．中国职业医学，2002，29（1）：56－57.